Combiner « Cure » et « Care » :
Les Pratiques Infirmières Avancées
en France et au Japon

ケアの
プロフェッショナルの
空間
フランスと日本

山下りえ子　編

看護の科学新社

著者一覧

マリーズ・ブーロンニュ＝ガルサン Maryse Boulongne-Garcin
　元パリ公立病院看護部長

コリーヌ・グルニエ Corinne Grenier
　ケッジ・ビジネススクール（マルセイユ）教授

フィリップ・モッセ Philippe Mossé
　フランス労働経済社会学研究所 LEST 名誉研究員

原山　哲
　東洋大学現代社会総合研究所客員研究員

川崎　つま子
　東京医科歯科大学病院・病院長補佐・患者相談室長

山下　りえ子
　東洋大学法学部教授

本書の刊行は東芝国際交流財団の助成による。

目　次

カバー表紙デザイン，本文DTP：スタジオ・コア

はじめに

山下りえ子

　本書『ケアのプロフェッショナルの空間―フランスと日本』は，その大部分が，同じ著者らによる英語での著書を基礎とし*，高度実践看護について法社会学，福祉社会学，社会経済学，看護学といった学際的視野から考察しようとしたものである。そして，医療における高度実践の看護とは何か，また，どうあるべきなのか，について，社会学の視野・方法を基軸に，社会的現実の多様性を考察しようとした。そのための方法は，フランスと日本の国際比較であり，「ケア care」にかかわる当事者である看護師へのインタヴュー，質問票による質的方法である。国際比較という異なる社会的コンテクストにおける調査研究においては，調査協力者とのラポール（関係）を重視できる質的方法が有効であると考えた。

　今日の高齢社会においては，個別の疾患にかかわるキュアだけでなく，「人 persons」としての全体像にかかわるケア，すなわち他者への配慮は，さまざまな医療プロフェッショナルによる協働を不可欠とする。高度実践の看護 advanced practice nursingとは，キュアとケアとの再統合（すなわち，これまで以上の統合）であり，医師をはじめとするさまざまなプロフェッショナルの間の調整＝コーディネーション coordinationを重視する活動にほかならない。フランスとの比較が，日本の高度実践看護師（ここでは専門看護師はむろん，認定看護師も含めて考えたい）のこれからの課題について考える機会となればと思う。

*　本書はそれゆえ，その大部分が次の英語版からの邦訳である。
Mossé, P. (ed.), Boulongne-Garcin, M., Grenier, C., Mossé, P., Harayama, T., Kawasaki, T., Yamashita, R. (2021). Professional Space of Care: Emergence of Advanced Nursing Practice in France and Japan, Tokyo, Trans Pacific Press.

　ケアは，伝統的な家族主義によって，家族における女性の役割とされてきたという。けれども，看護というケアは，プロフェッション化し，家族主義から離脱してきた。イエスタ・エスピン＝アンデルセン Gosta Esping＝Andersen によれば，ケアの「脱家族化 defamilialization」である（Esping＝Andersen, G., 2009）。フランスと日本との異なる社会的コンテクストにおいて比較すれば，日本では，多くのケアが家族，そして女性に依存してきたと言える。しかし，とりわけ在宅ケアの看護師（訪問看護師）にとって，患者の家族のケアに依存することが不可欠であった状況は，家族を含めてケアをする方向に変化してきていると言えようか。しかし，多くの日本の看護師が，結婚退職するという状況*は，ケアのプロフェッション化に問題があると言えるだろう。すなわち，看護師にとって，プロフェッションとしてのケアへのかかわりと，自身の家族への私的ケアへのかかわりとは両立せず，後者が優先されることになるのではないか。このような異なる社会的コンテクストにおいて，高度実践の看護を比較することは，意義あることであろう。

　本書のプロローグでは，著者のひとりであるマリーズ・ブーロンニュ＝ガルサン Maryse Boulongne-Garcin 自らが，パリ公立病院（アシスタンス・ピュブリック＝パリ病院）の管理職であったとき，高度実践看護師と言えるエキスパート・ナース expert nurse, infirmière experte の導入を試みた実験について述べている。

　序論では，福祉社会学が専門であるコリーヌ・グルニエ Corinne Grenier が，南仏のニースで，自らが研究者としてかかわった医療の事例について，さまざまなプロフェッショナル間の境界，さまざまな組織における境界をこえるコーディネーションの試みについて論じている。

　第1章では，原山哲，山下りえ子が，社会学，法社会学の視点から，医療におけるケアとキュアの再統合，そして医療における資源とニーズとの調整といった根本問題について論点を整理している。

---

*　結婚退職は，日本において，看護師だけでなく多くの女性のキャリア形成の問題である。

このような根本問題，組織のコーディネーションをめぐって，第2章では，ケアのネットワークを中心に，ケアのフェミニズム，すなわち女性の側からの対応を論じた。

　第3章では，フィリップ・モッセ Philippe Mossé，マリーズ・ブーロンニュ＝ガルサン，原山哲が，2007年〜2008年にパリと東京での病院看護師に実施した調査，また，2012年〜2013年にフランスと日本での在宅看護師に実施した調査をあわせて，看護師のキャリアを中心に，質的方法による分析を試み，プロフェッショナルの空間からの女性の「退出 exit」＝離職の問題を考察した。フランスとの比較からみれば，日本の社会的コンテクストは，ジェンダーの次元による「働き方」の境界を超えることが困難である（Mossé, P., Harayama, T., Boulongne-Garcin, M., 2014）。

　第4章では，フィリップ・モッセ，コリーヌ・グルニエ，マリーズ・ブーロンニュ＝ガルサン，山下りえ子，川崎つま子，原山哲による高度実践看護についての日仏調査の分析，考察である。なお，この研究は，フランスでは，2019年，高度実践看護師の資格取得のための大学院修士課程在学中の看護師に調査を実施した*。高度実践の看護のこれからの発展について，当事者である看護師からの回答の分析により明らかにしようと試みた。とりわけ，キュアとケアの再統合は，フランスの看護師においては，日本の看護師との比較からみれば，高度実践の役割取得において，医師の業務の看護師への移譲が課題とされている。他方，日本の看護師のケアの実践においては，患者の家族だけでなく，その境界をこえて，地域の中間集団レベルでのコーディネーションを重視する方向での進展がみられる。

　第5章では，フィリップ・モッセが，経済社会学の視点から，20世紀

---

*　これは，調査実施の時点で2019年が最初の資格取得であったことにより，資格取得者が少なかったことによる。彼女たちの1/3は，他のエキスパート・ナースの大学資格を取得済みであるか，資格なしでエキスパート・ナースの職務に就いている。他方，日本では，専門看護師，認定看護師に調査を実施した。前者の資格取得は，フランスと同様に大学院修士課程の研修によるが，後者は，研修の時間（600時間）など，フランスにおけるエキスパート・ナースの資格に近似している。

後半のミクロ経済における医療の公平の実現，マクロ経済における医療の成長，そして，21世紀における効率性を考慮する地域社会という中間集団のメゾ経済 meso-economy*について論じている。この中間集団こそは，地域のネットワークであるだろう。

　最後に，結論にかえてでは，高度実践の看護の展望について，調査の結果から引き出せる要素について，六名の執筆者の共同の視点において，できるだけ簡潔に要約を試みている。

参考文献

Esping=Andersen, G.(2009). The Incomplete Revolution, Adapting to Women's New Roles. Cambridge. Polity.大沢真理監訳.(2011). 平等と効率の福祉革命 – 新しい女性の役割. 岩波書店.

Mossé, P., Harayama, T., et Boulongne-Garcin, T.(2014). «Les espaces professionnel des infirmières en France et au Japon: éléments pour une lecture conventionnaliste», *Revue française des affaires sociales*, Paris, La documentation françaises, No4, septembre-octobre.

　以下に示す本書の章における調査研究は，日本学術振興会科学研究費による。
第3章　看護師のキャリア 離脱と発言の妥協をめぐって（M.ブーロンニュ＝ガルサン，P.モッセ，原山哲）：2012年-2013年における在宅看護師への調査は，研究代表・原山哲，基盤研究（B），2012年-2014年「地域ケアにおけるジェンダーの次元とアーティキュレーション・ワークに関する国際比較」による。
第4章　高度実践看護とは？（フィリップ・モッセ，コリーヌ・グルニエ，マリーズ・ブーロンニュ＝ガルサン，山下りえ子，川崎つま子，原山哲）：2018年-2021年における高度実践看護師への調査は，研究代表・原山哲，基盤研究（C），2018年-2021年「ケアの脱家族化に関する日仏比較研究」による。

　本書の以下の章は，一部，あるいは全体が，既発表であるか，翻訳である。
プロローグ　パリ公立病院での実験（マリーズ・ブーロンニュ＝ガルサン）：
Professional Space of Care, 2021, Chapter 5.一部が「看護実践の科学」（看護の科学社），2020年10月号に掲載。
序論　どのように「ケア」を促進するか（コリーヌ・グルニエ）：
　Professional Space of Care, 2021, Chapter 1.一部が「看護実践の科学」（看護の科学社），2020年11月に掲載。

---

*　ここで，メゾとは「中間の」という意味である。

第1章　組織のコーディネーション：
ケアとキュアの再統合 – 新たな医療組織の中の看護師（原山哲，山下りえ子）：全体が「看護」（日本看護協会出版会），2020年7月号に掲載。
医療における資源とニーズをめぐって – フランスの地域医療計画から（山下りえ子，原山哲）：全体が「看護」（日本看護協会出版会），2020年8月号に掲載。
第2章　ケアのフェミニズム（原山哲）：
「ふらんす」（白水社）ケアの社会，フランス看護・介護事情，2017年8月号，11月号，12月号，2018年1月号に掲載。
第3章　看護師のキャリア 離脱と発言の妥協をめぐって（マリーズ・ブーロンニュ＝ガルサン，フィリップ・モッセ，原山哲）：
英語版の共著P. Mossé(ed.), *Professional Space of Care*, (2021). Tokyo & London, TransPacificPress, e-Book, Chapter 2.に依拠している。一部は，国際社会学会，カナダ・トロント，2018年7月，労働社会学部会での次の報告である。Harayama,T & Boulongne=Garcin, M. «The careers of nurses in France and Japan, a study of "Mix of exit and voice"», ISA, RC30, July 2018, Toronto.
第4章　高度実践看護とは？：
英語版の共著 *Professional Space of Care*. (2021). op. cit., Chapter 3の邦訳。
第5章　ケアのメゾ経済社会：
英語版の共著 *Professional Space of Care*. (2021). op. cit., Chapter 4の邦訳。

■パリ公立病院での実験

■マリーズ・ブーロンニュ＝ガルサン

　アシスタンス・ピュブリック＝パリ病院 Assistance Publique=Hôpitaux de Paris（パリ公立病院）で私が看護師の国家資格を得たのは1966年のことである。40ほどのパリ病院群のなかのひとつの病院において，原則として外科系の病棟に勤務しながら，さらに継続教育をとおして，管理のチームに入り，私は自分のキャリアを形成することができたし，看護というプロフェッションの発展に参加することができたと思う。1995年から2000年において「エキスパート・ナース expert nurse」の形成，すなわち，看護の新たなコンピタンシーに参画できたことは，今日の高度実践看護師 infirmière en pratique avancéeへと繋がっているのだと思う。

　看護は，医師の指示を単に実施するだけの診療の補助という「技術的役割 rôle technique」だけではない。1980年から1990年において，技術的役割の発展は，クライアントとの関係，クライアントの教育という役割を，いっそう重視することと結びついた。そして，これらの役割は技術的役割＝医師から移譲された役割ではない，看護の「固有の役割 rôle propre」であると考えられるようになった。固有の役割という考えは，看護師自身の意思，また公共の意思と一致していたし，この考えによってこそ，看護のプロフェッションが医療における重要な位置を占めるようになったと言える。

継続教育から管理のチームへ

　私個人とって，パリ公立病院によるディプロマ＝資格を付与する教育の発展は，看護の実践の好条件となった。私は，そこで管理職養成の継続教育を受けたが，引き続いて，パリ公立病院が提携しているパリ・

ドーフィーヌ大学 Univ. Paris-Dauphine において医療管理学と医療経済学の修士課程で学ぶことができた。これらの継続教育によって，私は，病院管理のチームで「看護部 service infirmier」の中心のポストに就き，それによって，厚生省のいくつかの国家プロジェクトに参加することができた。たとえば，ケアの評価，看護における活動指標 soins infirmiers individualisés à la personne soignée（SIIPS）の作成である。それらは，看護の質的，量的価値づけにかかわる情報システム programme médical des systè,e d'information（PMSI）の医療プログラムに組み入れられている。

1988年＝ケアする人々の承認の年

このように，私はパリ公立病院のなかで，また外で，活動してきたが，組織が私に与えた機会によって，患者や家族のために他の医療プロフェッショナルとの協働，コーディネーションをとおして，新たなコンピタンシーと実践の形成に参加し，目の当たりにすることができた。ふりかえれば，1980年から1990年における看護のプロフェッションの進展こそは，歴史の必然であったろう。そして，1988年に生起した大規模な看護師のストライキは，その進展を示している*。すなわち，フランスでは1988年において，多様な医療プロフェッショナル，ボランティアも含めた医療の世界，そして広く社会全体が，ケアのシステムにおいてケアを実践する人々の立場を承認するようになったのである。

ニューヨーク市の貧困，エイズの感染，そして高齢化

1987年，パリ公立病院とニューヨーク市の公立（自治体）病院との交流事業は，医療病院機構 Health and Hospital Corporation（HHC）という名称のもとで両市における協力の組織となった。その組織におい

---

* 1988年のフランス看護師のストライキについては次を参照。Mossé, P. (2018). Une économie politique de l'Hôpital, contre Procuste. Paris. L'Harmattan. Chap.1. P.モッセ著・原山哲/山下りえ子訳 (2019). 地域の医療はどう変わるか—日仏比較の視点から. 藤原書店. 1章.

て，私は病院の管理のチームに任命され，ニューヨーク市における看護の組織と，その実践を観察することになった。ニューヨーク市は当時，次のような特徴の都市であった。

①貧困のライン以下の家族は，全体の1/4に達していた。

②エイズの増加する感染率は，社会問題を引き起こさざるを得ず，公立病院の活動がかかわる地域では，とりわけ甚大となると考えられていた。

③人口の高齢化は，とりわけ85歳以上の人口においては，社会医療制度によるニーズの充足が課題となっていた。

クリニカル・ナースの役割

医療病院機構（HHC）での4週間にわたる活動の参加観察は，ニューヨーク市のさまざまな地域でのケア・サービスの「現実」にかかわることになった。具体的には，ハーレム，ブロンクス，そしてクイーンズ（リンカーン・医療センター，精神保健センター，ベルビュー病院センター）の地域である。

このようにして，私は，非常に多様な医療の領域で，とりわけ技術的役割と固有の役割，キュアとケアという看護の二重の職務について，さまざまな「発見」と「分析」を試みたのである。それは，専門的な領域でのクリニカル・スペシャリスト clinical specialistであり，救急外来における患者の受け入れと方向づけの看護師 infirmière d'accueil et d'orientation（IAO）についてである。アメリカでは「クリニカル・ナース clinical nurse, infirmière linicienne」と呼ばれる看護師の職務であるが，臨床経験，継続教育などによって得たコンピタンシーによって，専門領域の疾患をもつ患者に広範なケアを実施できる。

そこで私が観察したのは，とりわけがん患者の領域，およびエイズに感染した患者の領域である。

クリニカル・ナースは，患者のニーズを査定し，ケアの介入の行為を確定する。また，家族や，ケアを行なうプロフェッショナルのために教

育や情報を提供する。

　ニューヨーク市で，第一に私が関心をもったのは，救急をもった外来での患者の受け入れと方向づけの看護師（IAO）である。社会保険のない貧困層にとっては，病院を頼りにするには救急外来である。とはいえ，救急外来からの直接の入院は，救急外来全体の13%にすぎない。しかし，入院患者の75%が救急外来からの患者であった。看護師＝クリニカル・ナースは，検査をふまえて，医師による治療，また患者の他の受け入れ先をコーディネートするのである。

ニューヨークからパリへ

　私はニューヨーク市の病院からパリに戻り，1989年に，このクリニカル・ナースの導入を試みることになった。救急外来の患者の受け入れ先をどのようにしたらよいか，それは，以前から課題となっていたのだが，改善はみられないままだった。医師，パラメディカル，患者，家族の不満が多かったのである。パリ公立病院に属するビッシャ病院の看護部長となった私は，問題の解決策を探求することとなった。観察と基本的なパラメーター（血圧，体温など），症状のデータ（痛み，アレルギー）の収集によって緊急度を判断し，入院先としては内科系か外科系か，あるいは簡単な診察でよいか，というように受け入れ先を決めるようにした。そのためには，医師とパラメディカルのチーム，医療プロフェッショナルの職務の記述の明晰化，協力のプロトコルの明晰化，また補足的な研修の実施が必要となったのである。

　このようにして，救急外来のクリニカル・ナースの導入は，1995年から2000年において，フランスの医療組織の公的基軸である国立医療認証評価機構 Agence National d' Accréditation et d' Évaluation en Santé（ANAES），地域圏医療機構 Agence Régionale de Santé（ARS）の推薦によって，徐々に進行した。「エキスパート看護師 infirmière

expert」*の職務と，それに伴う病院予算が救急外来において確立された
のである。

痛みのエキスパート

　ニューヨーク市での観察の成果は，さらに，私がパリのキュリー病院
Institut Curie（がんセンター）に看護部長として仕事の場を移してか
らも，同様に活かされることになった。私は，これまでの経験をもと
に，クリニカル・ナース infirmières «cliniciennes» またはレファレン
ス・ナース reference nurse とも呼ばれているが，再び，エキスパート・
ナースの確立に参画することになったのである。それは，2003年のベ
ルラン報告の刊行に先立つことであった（ベルラン報告では，多様なプ
ロフェッショナル間での協力，コンピタンシーの移譲が論ぜられる）。
成人，小児のさまざまながんの治療に専門化された，このような施設で
は痛みが問題とされていた。そこで1993年から1995年に，麻酔・集中
治療部門によるプロジェクトによって，「痛みに対応する領域」のエキ
スパート・ナースが誕生した。ケアの管理部門，そして，内科，外科，
小児科，麻酔・集中治療部門，病院の行政管理部門も加わり，痛み，治
療，経過の評価基準を検討した。その作業には，患者，家族はむろん，
在宅に戻った患者のために在宅ケアの看護師も加わり，病院との「連絡
ノート cahiers de liaison」を作成したのである。

大学による研修の承認

　そこで，ひとりの看護師長が中心となり，30日間の研修が，看護師，

---

*　上級のコンピタンシーを備えた看護師は，ニューヨークでは「クリニカル・ナース
clinical nurse」，あるいは「レファレンス・ナース reference nurse」と呼ばれた。
フランスでは「エキスパート看護師 infirmière experte」と呼ばれていた。そして
2002年には，救急外来での患者の受け入れと方向づけの看護師（IAO）教育の基
本枠組みが確立され，2003年から，職務とコンピタンシーについて明示されるよう
になった。すなわちIAOは，どのようなケアが優先され，ニーズに対応するどのよ
うな医療の場が妥当か，について決定するために助けとなる役割を果たすことに
なったのである。

医師によって行なわれるようになった。病院内ではさまざまなチームがかかわり，がん患者さんの痛みに向き合い，それを和らげるために対応するようになった。そして，知識を得た看護師からの要望で，彼女たちへの大学のディプロマ diplome universitaire の付与が厚生省の尽力で実現したのである。

看護師のコンサルテーション

　この時期において，医師の診察後，患者や家族が，がんの告知，再発の告知に，動揺し，事実を理解できないでいることがあった。医師によって提示される情報のすべてを受け止めることは困難であるだろう。それはケアのプロトコルの受容，その長期にわたる経過に影響を与える。このような状況は，治療の中断，経過の問題を引き起こすだろう。それは，患者から看護師が聞き取ったことである。それゆえ，ケアのチームは，医師のコンサルテーションに続く「看護師のコンサルテーション consultation infirmière」を提案することになったのである。

　キュリー病院で，研修によるコンピタンシー，職務での経験から「一等の看護師 Infirmière Principale」と呼ばれた看護師は，医師のチーム，心理学者とともに，ケアのプロトコルの作成の後の役割を果たした。

　この役割は，診断の再検討，治療の諸段階の実施の展開，副次的帰結を伴う治療・予防・教育の継続，患者の苦痛の表現の受容にかかわっている。そして，患者の将来，ケアのプロトコルを理解しやすくし，在宅でのケアを引き継ぐ看護師との関係を確保するのである。

　さまざまな分野（外科，内科，小児科，放射線科，昼間入院）の看護師が，患者の経過にかかわり，それは，診断，治療ともに，患者を具体的な個人として受け入れることを可能にする。

　以上のようなケアの組織のプロジェクトとしての実現は，①救急外来における受け入れと方向づけの看護師（IAO），②患者の痛みを引き受ける看護師，③コンサルテーションの看護師，これらの3つの新たな看

護師の職務に依拠している。それらの組織は，それぞれの分野の医師の協力，看護のチーム，病院管理部門がかかわっている。

その後，とりわけ2005年以降に看護師の役割において明確になってきたことは，さまざまなプロフェッショナル間の協力，医師から看護師へのコンピタンシーの移譲であり，それは，クライアントの受け入れの質を高めることになる。

「ポール」の形成

その後の私の仕事は，1997年から1999年にかけての新たな病院の統合にかかわっている。それは，パリ公立病院の再組織化のひとつであり，ヨーロッパ・ジョルジュ・ポンピドー病院 Hôpital Européen Geiorge Pompidou（HEGP）と名づけられた新たな病院の誕生である。それは，パリ三病院（ブシコー Boucicault，ブルッセ Brussais，ライエネック Laënnec）の統合であり，2000年に完了した。新たな病院には，これまでの細分化された病棟のかわりに，主要な2つの「ポール pôle」と呼ばれる組織が形成された。すなわち，がんのポールと循環器疾患のポールである。

その後，2009年の病院改革法*は，この原則を再確認することになる。患者にとって，それまでのような病棟間の移動の無駄がなくなり，結果として在院日数の短縮につながる。

私は，ブシコー病院の看護の管理部門のチームを取りまとめていたが，1997年から1999年には，新たなヨーロッパ・ジョルジュ・ポンピドー病院（HEGP）で，フルタイムでの勤務の仕事に就いた。前のブシコー病院では，私の仕事の基軸は，看護師のケアのコンピタンシーの形成，そして，ケアの組織にあったが，HEGPでは，他の病院との統合によって形成される「ポール」による効果にあった。すなわち，「ポール」は，細分化された病棟をこえて，患者の包括的な受け入れの組織であ

---

* 2009年の法la Loi Hospital Patient Santé Territoiresは，地域医療計画の形成において，当事者との交渉が重要であるとした。本書38頁参照。

り，それゆえ，医療プロフェッショナルのネットワークの組織であり，マネジメントは，いっそう分権化した。言い換えれば，ネットワークにおける分散化したプロフェッショナル間の契約によっていると言えよう。そして，がんの専門を中心に内科・外科の専門を含むポール，心臓循環器疾患のポール，それに加えて，救急外来のポールが形成された。

　このような組織の構想＝プロジェクトは，HEGPにおけるケアのプロジェクト全体のなかで，看護管理職を中心として考えられていったのである。そのときに執筆されたHEGPの憲章を，下記に示しておきたい。

HEGPのケアのプロジェクトにかかわる行為主体の憲章
（La charte de l'engagement des acteurs du projet de soins de L'HEGP）
－すべての人々のための病院
　そこでは，だれもが行為主体であり，そこでの基本的価値は「人」（PERSONNE）の尊重である。
－ HEGP，それはケアの空間
　そこでは，教育，評価と研究をとおしてコンピタンシーのあるプロフェッショナルが人へのケアを提供する。ケア，すなわちプロフェッショナル間の相補性をコーディネートすることが，患者と家族を効果的に受け入れることになる。ケアの継続は，「都市－病院」の地域のネットワークに依拠している。
－ HEGP，それはコミュニケーションの空間
　そこでは，情報は，適切で手にいれられるようにすること。
－ HEGP，それは，患者のための生活の空間
　それゆえ，それは，プロフェッショナルが，最適の条件において仕事ができる生活の空間。

参考文献

Bautzer, É. R.(2012). *Entre Cure et Care, Les enjeux de la professionnalisation infirmière*. Rueil-Malmaiso. Wolter Kluwer France.

Brugère, F.(2013). *La politique de l'individu.*. Paris. Eds. du Seuil. ファビエンヌ・ブルジェール著, 原山哲・山下りえ子訳.(2016). ケアの社会 - 個人を支える政治. 風間書房.

—, *L'éthique du «care»*.(2011). Pari.s Presses Universitaires de France. ファビエンヌ・ブルジェール著, 原山哲・山下りえ子訳.(2014). ケアの倫理 - ネオリベラリズムへの反論. 白水社.

Foucault, M.(1963). *Naissance de la clinique, Une archéologie du regard médical*. Paris. Presses Universitaires de France. ミシェル・フーコー著, 神谷美恵子訳. (1969). 臨床医学の誕生, 医学的まなざしの考古学. みすず書房.)

Foucault, M. (2004). *Naissance de la biopolitique, cours au Collège de France*, 1978-1979. Paris, Gallimard/Seuil.

Hirschman, A.O.(1970). *Exit, Voice and Loyality*. Cambridge. Massachusetts and London. Harvard University Press.

Maurice, M. et al.(1982). *Politique d'éducation et organisation industrielle en France et en Allemagne, Essais d'analyse sociétale*. Paris. Presses Universitaires de France.

Mossé, P.(2018). *Une économie politique de l'Hôpital-contre Procuste*. Paris. l'Harmattan. フィリップ・モッセ著, 原山哲・山下りえ子訳.(2019).地域の医療はどう変わるか, 日仏比較の視点から. 藤原書店.

Strauss, A. and Corbin, J.M.(1988). *Shaping Health Care System*. San Francisco. London. Jossey-Bass Publishers.

（原山哲訳）

■どのように「ケア」を促進するか

■コリーヌ・グルニエ

　フランスの医療システムは，強固に制度化され，規則に拘束されたコンテクストに組み込まれており，それゆえ，非常に細分化されていると言われている。けれども，社会的空間を，このように内部，外部へと分割する境界 frontières は，医療システムの複合的な課題に取り組むには，現状を転換する力量はむろん効率性を減退させてしまう。これらの課題とは，慢性疾患，人口の高齢化，医薬品や医薬品外のイノベーション，医療のデジタル化，そして「人 personnne」としての患者への配慮や付き添い，すなわちケアの顕著な要請である。それらへの対応は，人に対して多面的であり，かつ包括的である。すなわち，それらは，配慮と付き添いの場を再検討し，多様な解決策を統合することで，人への医療のトラジェクトリー*の総体をとおして，生活する地域において，患者と援助者の自律性を強化することなのである。

　このように考えるなら，「いっそうのケア plus de «care»」，すなわち，技術的キュアだけでなく，人を「配慮する prendre soin」ことのニーズ（必要）が，患者，医師，看護師などプロフェッショナルの行為主体によって，ますます重要視されていると言えよう。

　ここでは，このような一般的コンテクストについて簡潔に言及してから，「ケア」のニーズがフランスのコンテクストで充足される条件を示すことにしたい。そのために，最近の研究から，2つの実例が提示されよう。

　第一の実例は自動体外式除細動器 Automated External Defibrillator（AED）であり，よく知られているように，その採用は，一般市民も含めて，公共医療の領域の内外の行為主体の介入によって集合的に促進され

---

* 　ここでのフランス語の経過 parcours は，英語のトラジェクトリー trajectory に対応する。

た。第二の実例は公共医療の促進に関してフランス南部での経験であ
る。すなわち，それは，「新たな公共医療」をめぐる革新と制度化に好都
合な「空間」を創出することだ。そこで，いっそうのケアの導入こそが，
このような「空間」を構築し，その個々の特性（ガバナンス，行為主体
のアソシエーション，共有価値，境界の管理）は，革新をめざす行為主
体が，既存の規範やルーティンから抜け出すことを可能とするものだ。

閉ざされた医療システムに対する「いっそうのケア」：多様なプロフェッショナル，多様な組織間のコーディネーションの必要性

　医療システムは，制度化され規制された状況に閉ざされ，その「境
界」はさまざまであり，下記のような境界が列挙できよう。

①狭義の医療から，生活の援助を含む医療−社会領域，社会生活の援助
　重視の社会領域，というように，異なる活動間の境界

②異なるプロフェッショナル間の境界

③障害者であるか，慢性疾患の高齢者であるかなど，医療を受ける人々
　の状態による境界

④医療地域圏機構 Agence Régional de Santé（ARS）*，県行政，自治体
　というように行政の管轄による境界**

⑤人々が受けられる医療のトラジェクトリー，また，医療だけでなく医
　療を超える医療−社会領域のトラジェクトリー，という異なるトラ
　ジェクトリー間の境界***

⑥施設は，それ自体の活動により規定されるが，その外部の社会に対す
　る組織的な境界

　医療システムにおけるこのような境界は，医療システムの課題に取り
組むキャパシティ capacité，そして効率性 efficience を妨げる。今日の

---

* 　フランス国内の地域圏は13であるが，海外領土の地域圏が5加わる。

** 　フランスの大学病院のすべてが医療地域圏庁の管轄である。

*** 医療のトラジェクトリーは，入院および外来を中心とする狭義の医療の領域である
　　が，医療−社会的領域のトラジェクトリーは，さらに予防，回復が含まれる。

取り組む課題は，慢性疾患，人口の高齢化，医療のデジタル化，医薬品などの革新，それらとともに，患者であるクライアントへの人としての配慮，クライアントに人として付き添うことであろう。そのための対応はさまざまである。それらは，異なるケアの場の間の調整であり，そして，医療のトラジェクトリーをとおして，生活の場の地域において，いっそう諸施策が統合され，患者と援助者の自律性が重視されるようになることであろう。

　私たちは，今日，医療システムのユーザーである患者の「さらなるケア」への要求，またプロフェッショナルの「さらなるケア」への要求に直面している。言い換えれば，弱く依存している人々，付き添われ世話を受ける人々へとの関係に，関心をもつことが求められている。「いっそうのケア」の要求の運動は，次の制度の変化に依拠している。それは，次の3つの変化にかかわっている。すなわち，①ケアのトラジェクトリー parcours de soins は，医療から閉ざされているのではなく，医療のトラジェクトリー parcours de santé とかかわるようになる。②他方，技術的医療の領域を超えて，人としての患者との関係にかかわる活動，仕事が重視されるようになる。そして，③患者自身が，自分の病気について，また，自分の病気の経過について述べることが正当に認められることが要請される。

　このように，フランスの医療システムにおいて，「いっそうのケア」を実現するには，文化，規則，教育をとおして強固に制度化されている「キュア対ケア」の境界を超えることが必要である。そして，さまざまなプロフェッショナル間の，組織間の境界を超えるには，キュアとケアとの関係に，新たなプロフェッショナル，看護においては，コーディネーターとしての看護師 infirmière coordinatrice*，高度実践看護師

---

* コーディネーターとしての看護師は，たとえばがんの治療で，患者とのコンサルテーション，さまざまな専門領域の医師との協力，看護師との協力にかかわる。彼女たちの多くは，疼痛のケア，化学療法のケアの大学での研修修了資格を取得している。保健師 infirmière en santé publique は，他のコーディネーターとしての看護師と同様に，上級資格を必要としないが，主として地域圏医療機構（ARS）に勤務し感染症の予防などにかかわっている。

infirmière en pratique avancée, advanced practical nurse*がかかわる
ようになる。

　このような課題に応えるには，医療組織における重層化した境界を超
えることが前提となる。次に，2つの事例をとおして，「境界を超える」
ために必要な戦略とはなにかについて，キュアのみに閉ざされたままの
フランスの医療システムにおいて「いっそうのケア」を実現するイノ
ベーションについて，考えてみたい。

「いっそうのケア」のためのイノベーション：2つの事例

誰もが自動体外式除細動器を使う – 新たな行動主体を正当化する

　2007年までは，フランスでは，自動体外式除細動器（AED）を使用
して，心疾患の問題の場合に介入することは，医療プロフェッショナ
ル，あるいは救急医療の免許の保持者にだけできることであった。
2007年の法により，自動体外式除細動器は，すべての市民が使用でき
ることになったのである**。機器は，そのときから，専門的使用を要す
る機器ではなく，プロフェッショナルの領域を出て，広く社会的領域で
活用される機器となり，すべての市民が，すべての市民のために使用で
きることとなった。

　フランス南西部，ランド Landes県では，2007年の法が発令されるや
いなや，自治体（市町村）の首長のアソシエーション，県行政の災害救
助部は，この機会に，自動体外式除細動器を，ランド県のすべての自治
体に設置することを考えた。しかし，直ちに問題となったのは，「機器
を設置したからといって，使用できるとはかぎらない！」ということ
だった。そこで，解決策は，市民に機器の使用法の「講習」を受けても
らい，機器にともなうプロフェッショナルの技術というシンボルを取り

＊　高度実践看護師は，大学院修士の資格を取得することが必要であり，医師からの業
　務の移譲を「包括的指示」（協力のプロトコル＝protocole de coopération）のも
　とで引き受けることができるようになる。

＊＊　AEDの一般人による使用は，日本では，フランスより早く2004年からである。

除くことだった。講習は，自治体行政，機器のメーカーであるレーダル社が準備して，祝祭日に公共利用の場で実施された。機器は，レールダル社の製品が選ばれた。しかし，公的/私的の境界が問題となり，自治体の首長たちは，機器の導入にあたって，公共の資金を充てること拒否したのである。もうひとつの境界は，プロフェッショナル/ノン・プロフェッショナルであったが，ランド県災害救助部によると，機器を使って30分の講習で市民の誰もが使用可能となるとのことだった。

　そこで，問題は，医療機器の使用がキュア，すなわちプロフェッショナルに限られるということにあるのではなく，他者のためのケアに市民としてかかわるか否かという社会的領域にあることなのだ。「講習 formations」（この用語にランド県災害防災部は反対）を，情報提供としての「市民のイベント évènements citoyens」としたことによって（この言い換えについては，Akrich, M. et al., 2006を参照），自治体の首長のアソシエーションの関与が正当化されたのである*。

　このような市民としての新たな行為主体の正当化は，自治体の首長のアソシエーション，ランド県災害防災部，企業レールダルの間に成立する一時的な関係による社会的集合体によるのであろう。それは，組織 orgaisation とは言えない「準組織 quasi-organisation」（Dobudch &Schoeneborn, 2015）であろうか。構造的には弱いが，行動し，市民や多様な行動主体を動員できる。このような社会的集合体の力は，さまざまな当事者である行動主体からの相互の承認 actorhood（行為主体であること）に依拠している（Crespin-Mazet et al., 2017）**。そして，①行動は，さまざまな当事者の利害関心を超える行動であること，②社会

---

*　フランスでは，AEDの機器の設置，講習の予算は，日本と同様，市など自治体の予算が可能である。

**　この社会的集合体は，行政自治体，ランド県災害防災部，企業レールダルなどの間におけるさまざまな関係によって成り立つ。このような「社会的空間」は，社会学においては，シカゴ学派の社会学者，ロバート・モリソン・マッキーバー Robert Morrison MacIverによって論じられた，個人行為主体を前提とする「コミュニティ community」に近いと言えよう（MacIver, R.M. [1920]. *Community, A Sociological Study*. London. Macmillan）。

的場の主役である行動主体・自治体の長，資材の提供者（レーデル），県災害防災部（排除されない），それらをとりまとめるガバナンスに留意しよう。このようにして，市民のイベントへの参加は，AEDという機材が人命を救うことであり，機材の技術の次元は医療の領域でのことであるが，AEDという機材の使用はさまざまな組織の境界を越えた社会的領域でのこととなる。

公共医療の共有空間 (EPSP)─ゆるやかな境界によるイノベーション

　予防，健康の増進，健康に「配慮する」個々人の力量の活用といった，公共の医療の活動を促進するには，これまで支配的であった規則やルーティンに依拠するプロフェッショナルや制度を問うことが必要となる。これまでは，「キュア」を重視し，医療のプロフェッショナルに医療のすべてを任せてきたのだ。イノベーションには，このような規則やルーティンから行為主体が退出できるようにすること，そのための別の「空間」を構想することが必要である。このような空間には，さまざまな形態があるが，最近では「第三の場 the third place, tiers-lieu」はその一例であろう（Oldenburg, R., 1998；Grenier, C. & Denis, J., 2017)*。

　私たちは，フランス南東部のひとつの試みを，継続して観察してきた。その試みとは，ニース大学病院センターの「公共医療の共有空間 Espace Partagé de Santé Publique（EPSP)」と呼ばれていて，さまざまな行為主体が参加しているのである。すなわち，病院や地域のプロフェッショナル，医療−社会領域の施設の管理者，それから，地域医療機構（ARS)，県，自治体の行政の責任者，患者や家族の組織の代表者である。これまでは，一緒に集まることが少なかった人々である。

　「公共医療の共有空間」は，2007年に創設され，「新たな公共医療」のイノベーションを試みてきた。依存状態の高齢者の居住施設

---

* 「第三の場」とは，アメリカの都市社会学者，R. オールデンバーグの議論であり，自宅，職場とは別の地域社会の場であり，C. グルニエは「公共の医療の共有空間」（EPSP）と関連づけている。

Établissement d'Hébergement pour Personnes Âgées Dépendantes (EHPAD)*と医療との連携による新たなモデル，スポーツと健康，予防と医療に関する行為主体間のコーディネーションなどが試みられ，それが，県や地域圏に知られるようになったのである。このような空間は，さまざまな行為主体に，これまでの境界とは異なる境界を人々に与えることになる。新たな境界は，次のように多次元的である。

①概念的境界

これまでの実践では，あまり考慮されなかった新たな概念を活用すること。たとえば，人の「生命のトラジェクトリー Parcours de Vie」，生活の「統合」，「福祉」，他者への「親切」など。これらの概念は，人々の個別の利害関心や論理を超えた上位の原則となるだろう。

②社会的境界

ボランティアを基盤とする会合であり，これまで慣例化されてきたプロジェクトの管理方式とは異なる。すなわち，多様な行為主体が集まり，その地位，資格には，なんら制約がない。たとえば，議員，医療のプロフェッショナル，社会団体の代表者，通常の被雇用者などである。

③場の境界

「公共医療の空間」は，その都度，人々がさまざまな場に集まり，特定のメンバーが「中心」になったり，特定の選定した場で恒常的に開催されることはない。

④方法論的境界

集合的な知性による技術を，革新的に動員し，それらの技術は，とりわけ科学的な論拠に依拠している。方法論的には，「研究介入

---

* 長期に入院が必要な高齢者のための施設であり，日本での老人健康保健施設に対応する。

recherche-intervention」*のアプローチによっている。

　このような新たな空間の多次元的な境界の試みは,「公共医療の共有空間」のガバナンスを実現することになる。主要な行為主体として,ニース大学病院センターの医師が,当初の組織化の役割を果たし,さらに,地域圏,県の行政も協力を惜しまなかった。また,「新たな公共医療」のアイデアの形成に医師が参画し,国際的な協力者としてカナダ・ケベック州の厚生大臣が加わったのである。

展望：コーディネーション

　このような実例は,医療の場が従来のルーティンによって閉ざされたままであるのではなく,「いっそうのケア」へと繋がるコーディネーションの実現の可能性を示している。

　しかし,実例は,別の見方においては,イノベーションは複雑な冒険であり,確かではない。その理由について,次の3つを挙げておきたい。

　第一は,現状を転換するための,さまざまな行為主体それぞれの力量にかかわる。2つの実例に限界があるとすれば,特定の行為主体に過度に依存してきたことであろう。自動体外式除細動器の事例では自治体の首長のアソシエーション,「公共医療の共有空間」の事例では大学病院センターの教授である。それらが契機となり,行為主体のネットワークが発展し,「いっそうのケア」へのイノベーションへと繋がるのか。

　それゆえ第二は,制度のイノベーション（キュアからケアへ）は,行為主体が慣例やルーティンに制約されずに新たな試みを創造するよう,そのための空間の創出を必要とする。しかし,「公共医療の共有空間」（EPSP）が自らの境界を創るなら,逆説的であるが,新たなアイデア

---

*　「研究介入」とは,個人,社会組織において,「研究」をとおして技術を探索しつつ,新たな方法論を試みること＝「介入」である。「生命のトラジェクトリー」にかかわる多様な行為主体が,「介入研究」を多様な場で試みることは,2007年,ニースでの「公共の医療の共有空間」が契機となり,2016年より「地域の医療プロフェッショナルのコミュニティ Communauté Professionnelles Téritauriales de Santé（CPTS）」がフランス全国の地域圏医療庁（ARS）によって始められることとなった。

を，いっそう「外部に広める」ことは困難になるのではないだろうか。

しかしながら第三に，これらの2つの事例は，コーディネーションにかかわっている。そこで肝要なことは，新たな行為主体，新たな空間のネットワークが，これまで関係のなかった行為主体の間に，新たなコーディネーションを創出することである。そこでの行為主体の間で形成される関係こそが，情報を共有し，関心を共有することへと繋がる。

参考文献

Akrich, M., Callon, M., et Latour, B.(2006). *Sociologie de la traduction: textes fondateurs.*. Paris. École des mines de Paris (Collection Sciences Sociales).

Crespin-Mazet, F, Goglio-Primard K. et Grenier C.(2017). «Social collectives: a Partial Form of Organizing that sustains Social Innovation. Revue *Management International*. 21(3).

Dobusch, L. et Schoeneborn, D.(2015). Fluidity, identity, and organizationality: The communicative constitution of anonymous. *Journal of Management Studies*. Vol. 52(8).

Easterby-Smith, M., Graça, M., Antonacopoulou, E. et Ferdinand, J.(2008). Absorptive Capacity: A Process Perspective. *Management Learning*. 39.

Grenier, C.(2019). «Le changement et les processus transformationnels en milieux organisationnels publics». Dans *Gestion du changement en contexte et milieu organisationnel publics*. Mazouz B. et Gagnon S.(dir.). Presses Universitaires du Québec. 123-144.

Grenier, C. et Denis, J. L.(2017). S'organiser pour innover: Espaces d'innovation et transformation des organisations et du champ de l'intervention publique. *Revue Politiques et Management Public*. 34(3-4).

Hargrave, T. et Van de Ven, H.(2006). A Collective Action Model of Institutional Innovation. *Academy of Management Review*. 31(4).

Munir, K.(2005). The social construction of events: A study of institutional change in the photographic field. *Organization Studies*. 26(1).

Oldenburg, R.(2000). The Third Place. New York. Paragon House. 忠平美幸訳 (2013). サードプレイス. みすず書房.

（原山哲訳）

第 1 章

■組織のコーディネーション

1 キュアとケアの再統合
―多様なケアの組織化をめぐって*

■原山　哲　■山下りえ子

　慢性疾患が一般的となる超高齢社会においてはキュアを包含する広範なケアが重視される。

　医療においては，キュアとケアを再統合する組織化が必要とされている。

　看護師は多様な場でキャリアを積み，新たな医療組織の中で発言していかなければならない。

近年のフランスにおける政策の鍵「ケアの社会」

　フランスの哲学者，ミシェル・フーコー Michel Foucault が論じた健康，病気，死の三者の関係は，超高齢社会においては，それ以前の社会に比較して，いっそう密接な関係として考えなければならない（Foucault, M., 1963）。また，フーコーが「生政治 bio-politique」と表現していたのは，病気をキュアし，それによって健康な人々が経済の生産力となるということに他ならない（Foucault, M., 2004）。しかし，今日の超高齢社会においては，医療者が相対する人々にとって，キュアは必ずしも可能ではなく，ケアが重要となる。

　慢性疾患が一般的となる超高齢社会において，医療におけるキュアは必ずしも容易ではなく，むしろキュアを包含する広範なケアが重視され

＊　本節は，「看護」（日本看護協会出版会），2020年7月号に掲載。

る（Bautzer, É. R., 2012）。結論を先取りすれば，このようなキュアとケアとの再統合は，女性と男性との新たな対等の協働は言うまでもなく，多様な協働の組織化によって実現するのではないだろうか。

　フランスで「ケアの社会 Société du «Care»」という言葉が社会福祉の政策課題の鍵となったのは最近のことである。そして，ケアは脱家族化にむかっていて，そのためのプロフェッショナルが必要となっている。

ヘルスケアシステムの転換

　20世紀は，市場での自由な交換という経済行為からなる「ミクロ経済」だけでなく，国民社会の経済成長という「マクロ経済」が重要となったと言える。フランスの医療経済学の研究者であるフィリップ・モッセは，この歴史的転換について，医療の視点から，次のように指摘している。

　「第二次世界大戦後の福祉国家 l'État-providence, Welfare State の出現は，成長の成果の分配が経済成長の不可欠な要素であるという見方の原型に他ならない」

　すなわち，一方における社会の経済成長と，他方における人々への分配の増加は，相互に因となり果となって進んだ。そして，医療は，「健康の向上を通じた労働者の生産性の向上」として，このマクロ経済の成長の中に位置づけられたのである（フィリップ・モッセ，邦訳，2019年，34-35頁）。

　それとともに，医療の市場という「ミクロ経済」からみれば，病院は医療の供給の基軸となり，その医療は技術重視によって，いわば「産業化」されるのである。

　「病院は，理論的にも政策的にも，社会的使命に依拠していたが，1960年代において，専門分化した技術的機能へと転換するのである」（同上書，37頁）

　しかし，1980年代以降になると，「医療の消費の主要な部分は，高齢者，すなわち非就業者のため」となる（同上書，43頁）。すなわち，医

療は，収益を生む人的資本ではない人々のためとなっている。マクロ経済の変貌は，フーコーの「生政治」の終焉を意味しているのだ。医療は，健康を取り戻すキュアよりは，病気のままを受け入れるケアの比重が大きくなるからである。

病者を受け入れる—ストラウスとコービンの提案

いまから30年近く前，すでに，アンセルム・ストラウス Anselm Strauss とジュリエット・コービン Juliet Corbin は『新たなヘルスケアシステムの形成 Shaping a new health care system』と題する著書を刊行し，高齢社会における慢性疾患，がん，心臓病などに対して，どのような医療，看護が重要となるか，考察を試みている（Strauss, A. and Corbin, J. ,1988）。

ストラウスはアメリカのシカゴ学派の社会学者であり，社会的世界を人々＝行為主体の相互作用から考察することを重視するが，「現場」に依拠した研究を実践する看護師のコービンとともに，ヘルスケアシステムの課題を簡潔にまととめている。

それによれば，第一に，「慢性疾患は，今日，感染症，寄生病よりも，一般的である」。そして第二に，「慢性疾患は，おそらくキュアすることはできないことが多いのだが，あらゆる年齢において出現し，ある場合は出生のときから，多くは人生の遅くになって現れる」。第三に，「慢性疾患は生涯続くのであり，病者は疾患を人生の長きにわたってマネッジすることを考えなければならない」。

病気が急性期を過ぎれば，病院ではなく，患者の自宅での疾患のマネジメントが，医師など医療プロフェッショナルとともに，家族をふくめて実施される。ストラウスとコービンは，このようなキュアとケアの再組織化が不可欠である，と結論づけている（ibid., pp.4-6）。

では，なぜキュアとケアの再組織化が必要なのか。それは，「急性期におけるアプローチは，キュアの技術を強調し，ケアの技術を過小評価する」（ibid., p.31）からであると言う。言い換えれば，患者の生活の質

へのキュアの個々の特定の技術の有効性は評価するのは難しいのだ。キュアよりはケアを選択するのは，倫理の問題となろう。

　そこで，ケアの実践においては，病者を受け入れること，病者という立場に立って考えることが重要となる。すなわちシカゴ学派が言うところの「他者の役割の取得」(ibid., p.143) にあたる「病者の役割の取得 taking the role of the ill」である*。それゆえ，キュアとケアの再組織化は，新たな時代に直面している。以下に，その例を挙げよう。

　ストラウスとコービンの構想が提案されたころ，慢性疾患ではない感染症のHIVが社会問題化しつつあった。HIVは，現在の医療では完全に排除することはできないがAIDS発症の抑制はできるようになった。そのため，HIV感染症者も，また長期間のケア，包括的なケアが必要になっている。

　例えば，がんの病巣に対する治療は，手術がよいのだろうか，それとも抗がん剤療法がよいのだろうか。根治するためのキュアではなく，その後の生活の質を考慮するケアがよいのだろうか。

　ぜんそく・心臓病・糖尿病・高血圧といった基礎疾患を持つ高齢者は，キュアの対象とは思われない風邪などが重症化して亡くなられることがある。このような事例は，キュアこそが必要である場面も存在することを意味しており，キュアとケアとの複合的関係の課題の解決が容易ではないことを示唆している。

　また今日，フランスにおいて新型コロナウイルス感染症の拡大は，医療が患者を受け入れるキャパシティの問題を提起し，医療システムは再考されるべきだと言われている**。

---

*　「他者の役割の取得」とは，アメリカ・シカゴ学派の社会学の用語で，他者の立場に立つ，他者を受け入れる，という意味がある。

**　新型コロナウイルス感染症への医療の対応については，フランスの日刊紙リベラシオン 2020 年 4 月 2 日付モッセとグルニエの寄稿を参照。Philippe Mossé et Corinne Grenier. (2020). «Santé: l'ajustement sans fin entre des ressources et des besoins» in Lib.ration. le 2 avril.

多様な医療（キュアとケア）からなる組織の必要性

　20世紀は，医療は，経済からみることができた。しかし，21世紀は，個々の医療行為の費用と帰結に関するミクロなレベルの経済だけでなく，多様な医療行為からなる組織からみることが不可欠となっているのではないだろうか。医療経済学の研究者であるフィリップ・モッセは，高齢者の慢性疾患に対する対応として，フランスにおける医療の「供給の多様化」の発展に留意している。

　モッセによると，「新たな医療の組織化は，多様な様式の発展によるが，それは，病院を外側に開かれたものとし（入院を代替する24時間未満の部分入院，在宅でのケアを提供する在宅入院Hospitalisation à domoicile〔HAD〕），それだけケアの技術的内容は短時間に集中化されたものになる」という。さらに，福祉施設（依存状態の高齢者の居住施設 Établissement d'Hébergement pour Personnes Âgées Dépendantes〔EHPAD〕），また医療や生活援助による患者の在宅での自立をめざす在宅看護システム（Système des Soins Infirmièrs à Domicile〔SSIAD〕）がある（モッセ，前掲書，53頁）。

　モッセは，アルバート・ハーシュマン Albert Hirschmanの考えに依拠しつつ，ケアのプロフェッショナルの空間professional domainは，「発言 voice」，「忠誠 loyality」，「退出 exit」から構成されると考える（Hirschman, A. O., 1970）。

　「被雇用者が組織の労働条件に満足できない場合，労働の性質や環境を考慮して，次の3つの選択肢がある。まず，彼（彼女）は，個人として，また集団として，意見を述べる（発言），あるいは，困難な条件を受け入れて，組織に従う（忠誠），あるいは，勤務先を替えて，移動を試みる（退出）」（モッセ，前掲書，70-71頁）

　プロフェッショナルの空間においては，ケアのプラクティショナーは，多様な場を選択しつつキャリアをつくるが，以前の経験や継続教育を基盤に，これからの場において発言することができる。そうであれば，とりわけ看護師は多様な場にかかわり，病院だけでなく，在宅な

ど，多様なケアにかかわりつつ，看護のプロフェッショナルの空間を構築すると言えよう。

このようなプロフェッショナルの空間 espace professionnel について の概念は，フランスの労働経済社会学におけるマルク・モーリス Marc Maurice らの組織論と軌を一にしている（Maurice, M., et al., 1982）。

ところで，これまでの日本の看護師は，育児との両立のため，労働時間の問題から，キャリアを継続することが困難となり，「退出」という選択をすることが多かった。けれども，日本の看護師はこれを消極的にとらえることなく，新たな医療の組織化に向け，仕事の中断を経て，異なる場で「発言」することが重要となるだろう。

キュアとケアの実践に求められるコーディネーター

多様な医療（キュアとケア）の場で実践経験を積むことは，プロフェッショナルにとって，特定の場への「忠誠」から「退出」，そして「発言」することを可能とする。他方，それは，ストラウスとコービンが論じたように，高齢者の慢性疾患のケアの議論と対応するだろう。長期間の生涯継続するトラジェクトリーとしての慢性疾患に対して，医療のプラクティショナーの観点からみれば，多様なケアの間の調整 articulation が不可欠となる。

一方，厳しく衰弱させる病気や進行中の病気においては，ケアの「コーディネーター coordinator」，調整者 articulator が必要である。患者は，どのようなサービスが得られるのか，どのようにアクセスできるのか，そして，サービスはいつ必要となり，状況の変化の際はどうするか，知らないからである。コーディネーターの役割を果たすには，患者と長期間かかわる看護師，ソーシャルワーカーなどが適任であろうと指摘している（Strauss, A. and Corbin, J., op. cit）

多様な医療（キュアとケア）の実践としては，モッセが考察したフランスの事例をみるかぎり，病院だけでなく，在宅入院，在宅看護などの発展が，日本においても，いっそう重要となると言える。すなわち，病

表1-1 キュアとケアの再統合

	1980年代以前	1980年代以降
キュアとケア	キュア重視	ケアの再考
経済	医療の生産力への貢献	医療による生活の質の実現
組織	病院中心主義	地域の医療

院は閉ざされた病院中心主義 hospitalo-centrisme から，地域に開かれた医療の基軸となるだろう。

　モッセの考察をめぐる，われわれの議論の要点は**表1-1**のようにまとめられる。

高度実践看護師について

　多様な医療（キュアとケア）からなる組織においては，多様なプロフェッショナルがかかわることになる。男性中心からの転換によって，女性がより参加できる条件が課題となるだろう。

　フランスにおいては，病院の看護師は週35時間の労働時間で，家族生活，とりわけ育児との両立を実現した。さらに，「コーディネーター」の役割を果たす看護師がしばしばみられるようになった。その役割のいっそう発展した実現をめざして，今日，「高度実践看護師 advanced practice nurse, infirmière en pratique avancée」と呼ばれる看護師の養成が試みられている（モッセ，前掲書，142-148頁）。

　日本の看護師は，育児による仕事の中断を経てから，キャリアの開始が課題となる。認定看護師，専門看護師の継続教育は，キャリアの形成において，それまでの場からの「退出」だけでなく，「発言」が可能でなければならないだろう。

　いうまでもなく，社会が異なれば医療のシステムは同じではありえない。ケアとキュアの再統合の組織化は，これまでの歴史的な制度的条件としての「社会のコンテクスト sociétal context」の視点から比較しなければならない。

　たとえば，OECD諸国と比較して，日本の病院の平均入院期間が長いことがよく知られているが，病床数に比して病院のプロフェッショナルの人員が少ないことも，もっと議論されてよいだろう。とりわけ看護助手が少ないことが入院期間の長さに影響していると考えられる。

　モッセは，歴史的制度的条件は，しばしば議論されることがないが，その社会の協約，「コンベンション convention」として再構築できると考えている（モッセ，前掲書，58-67頁）。それは，「退出」と「発言」によるケアの再組織化であるだろう。

参考文献

Bautzer, É. R.(2012). *Entre Cure et Care, Les enjeux de la professionnalisation infirmière*. Rueil-Malmaiso. Wolter Kluwer France.

Brugère, F.(2013). *La politique de l'individu*. Paris. Eds. du Seuil. ファビエンヌ・ブルジェール，原山哲・山下りえ子訳．(2016). ケアの社会－個人を支える政治. 風間書房．

—(2011). *L'éthique du «care»*. Paris. Presses Universitaires de France. ファビエンヌ・ブルジェール，原山哲・山下りえ子訳．(2014). ケアの倫理－ネオリベラリズムへの反論．

Foucault, M.(1963). *Naissance de la clinique, Une archéologie du regard médical*. Paris. Presses Universitaires de France. ミシェル・フーコー，神谷美恵子訳．(1969). 臨床医学の誕生，医学的まなざし考古学. みすず書房．

Foucault, M.(2004). *Naissance de la biopolitique, cours au Collège de France*, 1978-1979. Paris. Gallimard/Seuil.

原山哲．(2017/2018). ケアの社会—フランス看護・介護事情. 1-12. ふらんす. 2017年4月号-2018年3月号. 白水社．

Hirschman, A.O.(1970). *Exit, Voice and Loyality*. Cambridge. Massachusetts and London. Harvard University Press.

Maurice, M. et al. (1982)*Politique d'éducation et organisation industrielle en France et en Allemagne, Essais d'analyse sociétale*. Paris. Presses Universitaires de France.

Mossé, P.(2018). *Une économie politique de l'Hôpital-contre Procuste*. Paris. l'Harmattan. フィリップ・モッセ著，原山哲・山下りえ子訳．(2019). 地域の医療はどう変わるか，日仏比較の視点から. 藤原書店．

Strauss, A. and Corbin, J.M.(1988). *Shaping a new health care system*. San Francisco. London. Jossey-Bass Publishers.

2 医療における資源とニーズをめぐって
―フランスの地域医療計画から*

■山下りえ子　■原山　哲

　「医療崩壊」は，医療における資源とニーズとの調整の問題であり，社会が対応しなければならない。

　この資源とニーズとの調整の基本の問題が常にあるのを認めることが，公共の行動の第一歩である。

　公共の行動は，とりわけ地域の医療にかかわる議論，交渉にほかならない。

「医療崩壊」と公共の行動

　今日の先進国の医療は，「地域医療」が政策の基軸にある。日本では，2010年代になって，「地域包括ケアシステム Community-based Integrated Care System」が政策課題とされている。国際比較の視点から，フランスの地域医療の事例に着目することは，これからの日本の医療について再考するための機会になるだろう。そして，地域医療における看護の果たす役割について，ささやかながら問題提起ができればと思う。

　そこで，まず具体的な実例として，医療経済社会学を専門とするフランスの研究者フィリップ・モッセ Philippe Mosséが，コリーヌ・グルニエ Corinne Grenierとともに，フランスの日刊紙リベラシオンに執筆した記事，新型コロナウイルスによるパンデミックがもたらした「医療崩壊 crise sanitaitre」をめぐる議論を取り上げてみたい（Mossé, P. et Grenier, C., 2020）。

　記事では，新型コロナウイルスによって引き起こされた医療の資源と医療の需要との調整が問題とされている。「医療崩壊」とは，資源と必

＊　本節は，「看護」（日本看護協会出版会），2020年8月号に掲載。

　要＝ニーズとの調整の危機にほかならない。この危機に対する対抗としての再調整は，行政，政治だけでなく，さまざまな医療プロフェッショナルがかかわる公共の行動 action publique にほかならない。

　ところで，モッセの著書『地域の医療はどう変わるか』（2019）では，「地域医療構想 Plan Régional de Santé」をめぐって，「地域医療機構 Agence Régionale de Santé（ARS）」と現場の医療プロフェッショナルとのプロジェクトをめぐる「交渉」が取り上げられている。公共の行動 action publique は，行政の政策だけでなく，医療プロフェッショナルをはじめとする行動主体のさまざまな交渉のことであるといえる＊。

　今日，フランスでは，日本と同様に，交渉は病院組織という閉ざされた空間が多様なレベルでの「地域 territoire」に開かれることが，いっそう重要となっている。これは，コロナウイルスのパンデミックがなくても，フランスと日本の高齢社会に共通する医療の問題であるだろう。

　医療の需要と供給という問題は，市場経済による解決だけではなく，また行政による解決だけではなく，病院や他の施設など地域の連携＝ネットワークによる解決が必須となっている。言い換えるなら，社会の中間集団による組織化が重視されるべきではないかということである。

際限のない医療ニーズへどう対応するのか

　モッセとグルニエが，フランスの日刊紙，リベラシオンに投稿した記事に戻ってみよう。冒頭の文が，2人の議論の要点を明晰に示していると言えるだろう。

　「医療システムにおいて，ニーズ，需要，供給の間の競合の関係には到達点はない。現在の，あるいは将来の医療崩壊 crises sanitaires に立ち向かうことは，次のことを躊躇なく認めなければならない。すなわち，資源とニーズとの間の隔たりこそが公共の行動の基軸にあるという

＊　プロジェクトとは，それに関与する行為主体によって提示される実践の手順のことである。Mossé, P. 邦訳. （2019）. 87-138頁.

ことである」（Mossé, P. et Grenier, 2020, op.cit.）

①議論 Tribune―公共の行政権力に従ってきたフランスの病院

　そうであれば，課題に立ち向かうために，医療のプロフェッショナルの当事者たちこそが緊密な協力関係をつくることであろうか。しかし，このたびの新型コロナウイルスによるパンデミックは，これまでに前例がないと言えるほどの医療の危機ではないか，と言われている。

　モッセとグルニエは，次のようにフランスの状況を描写する。

　「我々の医療システムがパンデミックに直面する困難は，その極度の激しさだ。それは『福祉国家の崩壊』を帰結するかもしれない。けれども，ずっと以前から病院は『公共の行政権力に従ってきた』ということの帰結かもしれない。このような露骨な批判に対しては，フランス国民の例外的ともいえるような医療への支持が表明されているが，実は，それは，今回にはじまったことではない」（以上，記事の冒頭Tribuneの抄訳）。

　すなわち，パンデミックの事態，それに対する公共の行政権力への批判，そして連帯の再形成という経緯は，フランス国民にとって，はじめての経験ではないだろう。たとえば，類似の例として，フランスは原子力発電所の多い国であるが，発電所の事故を契機として，徐々に風力発電の導入につながってきたのではないか。

②医療の成長―増える医療ニーズ

　言い換えれば，病院，そして，その人員の実情は，他の医療－社会的システムのすべてと同じく，病床数をはじめ手段が不足しているのだ。けれども，これまで医師，看護師など，フランスのさまざまな医療プロフェッショナルが努力を怠ってきたからではない。

　「フランスでは，1980年代から医療が国内総生産に占める割合は増加*

---

* 　2018年において，国内総生産に占める医療の割合は，フランスは11.2％（世界第4位），日本は10.9％（世界第6位）である。

してきたし，患者の自己負担率は，なお10％に満たない。医療者の雇用は増加の一途をたどり，200万人近くになった。プロフェッショナルのための教育は世界の水準からみて高レベルと言える。医療改革は，医療地域機構（ARS），医療施設庁 Haute Autorité de Santé（HAS）*の創設によって，地域医療のガバナンスが確かなものとなり，さまざまなプロフェッショナル間の協力，資源の適材適所が追求されてきた」（以上，記事L' accroissement de l' emploi sanitaireの抄訳）

③シシュフォスの神話

　このような際限のない試みについて，モッセとグルニエは，「シシュフォス」の岩の古代の神話**にたとえる。

　「このような，必要＝ニーズ，需要，供給の関係は，際限がない，つまり，到達点はないのだ。……」

　「であるから，現在の，あるいは将来の医療の危機に立ち向かうためには，このニーズと資源との乖離こそが医療における公共の行動の課題であることを認めることからはじまる。しかし，認めることは放棄することではない。それが立ち向かうための第一歩なのだ」

　（以上，記事のTel est le rocher de Sisypheの抄訳）

フランスにおける地域医療

　医療における資源とニーズとの乖離，その調整は，地域レベルから構想される。フランスにおいて，政策として地域医療が本格的に議論されるようになるのは，2009年の病院改革法，病院・患者・医療・地域法 la loi Hôpital Patient Santé Territoires（HPST）からである。

　この2009年の病院改革法（HPST）以降，地域圏の医療の行政を担う「地域病院機構 Agence Régionale d' Hospitalisation（ARH）」は，「地

---

*　医療施設庁（HAS）は，病院施設の評価にかかわる。

**　シシュフォスは，古代ギリシャ神話における英雄。神々を愚弄したので，死後，山頂に岩を押し上げるという苦役を続けることになった。

域医療機構 Agence Régionnale de Santé（ARS）」と名を改め，病院
だけでなく多様な形態の医療とのネットワークが重視される。そして，
「地域医療組織構想 Schéma Régional d'Organisation Sanitaire
（SROS）」は，「地域医療計画 Plan Régional de Santé」と名を改める。
フランスは海外領土を除いて，13の「地域圏 région」からなるが，そ
れぞれの地域圏ごとに「地域医療計画」が作成されるのである。

　「地域医療計画」において重要なことは，地域圏の病院，医療の当事
者であるプロフェッショナルは，地域圏において，地域医療機構ARS
との関係が「契約化 contactualisation」されたことである。モッセによ
れば，「法的には，交渉者は，より自律性をもつことができるというこ
とである。つまり，病院の管理部門と地域機構との間で，交渉がおこな
われるのである」。そして，「地域機構はより強化され，病院との関係は
相補的な契約となり，地域の多様な医療サービスを調整することにな
る」（モッセ，邦訳，2019，94-95頁）。

　この計画において病棟中心の組織においては，次のような難しさが
あった。「医師，看護師をはじめとするスタッフは病院組織全体より
は，医療の専門分化した病棟に帰属意識をもっているので，スタッフ
が，ある病棟から別の病棟へと移動することは容易ではない。病棟ごと
に専門化した組織は，病床が空いていても，当該の病棟に入院する患者
が増える事態に備えていることが正当化されたのである」（同上書，
107頁）。

　けれども，このような組織間の分割，閉鎖性を放置しておくことはで
きなくなった。プロフェッショナルの開かれた議論は，フランスでは，
プロフェッショナルの相互の関係を基盤に，地域医療機構との交渉とな
る。

病院のグループ化のプロジェクト

　資源とニーズとの調整という手続きは，フランスでも，また日本で
も，地域医療の組織化において，プロフェッショナルを主体とする交渉

された秩序の実現であろう。フランスで実施されてきた手続きは，フランス固有と言えるものであるが，地域で近接する病院の関連する複数の病棟を「ポール pôle」と呼ばれる統合組織へとグループ化するようになったのである（本書，13頁参照）。

　「機構（地域病院機構，後に地域医療機構）にとっては，プロジェクトをとおして，施設のめざす展望を知ることができる。それで『エージェンシー理論』が示すように，プロジェクトを明示することは，プリンシパル（機構）とエージェント（病院）との情報の非対称性を抑制することになる」（同上書，126頁）*

　フランスで実施されてきたプロジェクトでは，地域で相互に近接する病院の病棟で，たとえば，がんにかかわる病棟をひとつのグループに統合し，がんの「ポール pôle」を形成することができるであろう。あるいは，腎臓病，心疾患，高血圧といった高齢者に多い慢性疾患の医療のグループ化も可能となるだろう。グループ化により，多様なプロフェッショナルの協働，そして，患者へのキュアとケアが統合した医療の提供ができるようになる。何よりも，患者＝クライアント個人中心のケアでありながらキュアをも統合する経路 parcours ＝トラジェクトリー trajectory，すなわち連携の実現を重視することになるだろう。

　「地域の病院のグループ化は，クライアントを中心とするケアの『経路』，『道筋』の論理にかかわっている。個別の病院が外に開かれるのは，中央の政策によるだけでなく，地域における多様なプロフェッショナルの関係の帰結なのだ」（同上書，133頁**）

医療プロフェッショナル間の境界を超える連携へ

　医療崩壊を起こさないためにはニーズに応えるための医療資源の投入が必要とされる。しかし，その際に求められるのが公共の行動であり，

＊　エージェンシー agency 理論とは，プリンシパル＝依頼人がエージェント＝代理人に委任し，エージェントはプリンシパルの委任を実行するという関係を理論化したものである。

＊＊　日本の地域包括ケア，地域医療連携に対応する。

　その結果として進みつつあるのが，地域における医療の資源とニーズの調整を多様な医療プロフェッショナルが連携して進める，地域医療の組織化であることを述べてきた。

　いうまでもなく，このような組織化は，個別の施設間の境界，プロフェッショナル間の境界を超える協働である。このような試みは，フランスだけでなく，日本においても，「地域包括ケア」「地域医療構想」として議論されてきたのである。

　このような，新たな医療の組織は，資源と必要＝ニーズの調整を，地域レベルを中心に探究することである。そして，ICT（Information and Communication Technology）の医療への導入によるテレメデシン Télémédecine の実現は，病院中心主義から地域での医療のネットワークを容易にし，地域での医師，看護師，医療プロフェッショナルの関係の発展が実現するだろう（Simon, P., 2015）。

　そこにおけるキュアとケアの統合は，アメリカ，カナダの先例にならい，フランスでは「高度実践 pratique avancée, advanced practice」として発展しつつある。医師と看護師とが，新たな協力関係を構築し，「協力のプロトコル protocole de coopération」のもとで，看護師の役割拡大が期待されている。日本では，専門看護師 certified nurse specialiste, 認定看護師 certified nurse が，同様に，キュアとケアの統合にかかわっている。

　このような高度実践看護師の行動は，境界を超える多様なプロフェッショナルのひとつの先端的な試みである。

参考文献

Ambrosino, F.(2019), Le guide de l'infirmiér(ére)en pratique avancée, Paris, Édition Vuibert.

Mossé, P. et Grenier, C.(2020). «Santé：l'ajustement sans fin des ressources et des besoins». in *Libération*. le 2 avril.

Mossé, P.(2018). *Une économie politique de l'hôpital-contre procuste*. Paris. L'Harmatta.(フィリップ・モッセ著，原山哲・山下りえ子訳．(2019). 地域の医療

はどう変わるか - 日仏比較の視点から. 藤原書店. 邦訳：pp. 87-138.

Simon, P.(2015). *Télémédecine, Enjeux et pratique*. Brignais. Le Coudrier.

この論稿は，日本学術振興会科学研究費による研究（研究代表：原山哲，基盤研究（B），2012年-2014年「地域ケアにおけるジェンダーの次元とアーティキュレーション・ワークに関する国際比較」に関連している。

第 2 章

■ケアのフェミニズム

■原山 哲

　フランスと日本という社会的コンテクストにおける高度実践看護について比較しようすれば，ケアの社会活動が「フェミニズム」の発展と結びついてきたことに留意することが必要なのではないか。本章では，ささやかではあるが，筆者が，フランスでのケアの社会活動に調査を通じてえられた印象，かならずしも狭義の調査データではない知見を記しておきたいと思う。

1 関係と組織*

遅れて来たケアのフェミニズム

　「ケア」は，まずケアを受ける人と，ケアをする家族，専門職，ボランティアを含めて，人々の関係である。そして，この関係は，「ケア」を受ける人の「声」を聞くことが重視される。このようなケアの関係を，上野千鶴子は「選択縁」と呼ぶ（上野千鶴子．〔2008〕．老いる準備―介護することされること．朝日新聞社.)。

　筆者がケアの国際比較の協力者，フランスの看護師のマリーズ・ブーロンニュ・ガルサン Maryse Boulongne-Garcin と出会ったのは1980年代のことである。彼女は，パリの病院の管理職で，2人の子供を育てていた。病院内に設置された保育所は公立で，申請すれば即座に入所できるとのこと。看護師は，出産すると夜勤はなく日勤のみ，午後の3時すぎ勤務は終了する。勤務の異動はパリという広域での病院群の組織にお

---

*　本節は「ふらんす」（白水社）2017年8月号に掲載。

いて行われるので，日勤のポジションをみつけるのは容易である。このように，フランスの女性が仕事を続けられるのは，20世紀後半に人々の助け合いの関係からネットワークを組織形成したことによる。

　けれども，高等学校 lycée 卒業後3年の職業教育を経てからのフランスの看護師の初任給は，他の職業に比較して低かった。1988年秋，フランス中に看護師のストライキ grève が起こり，ようやく給料が上がり，「遅れて来たフェミニズム」と言う人々もいた。このストライキは，ヘルパー aide-soignante や医師も支持して，患者の治療に支障がない範囲で実施された。

　そのころ，東京の大病院の看護師の多くは結婚，育児とともに退職していた。日本は，男女雇用機会均等法が制定されたばかりだった。日本の看護師は，全員で日勤，夜勤を交替で行ないつつも，彼女たちの多くが結婚とともに退職することを問い続けてきた。

「聞く」こと，「話す」こと

　それから20数年後，パリと東京の病院で，それぞれ数十名の看護師に仕事の「難しさ = difficulté」について思いつくまま記述してもらったら，「聞く = écouter」，「話す = parler」ということが言及されていた。それは，患者とのコンタクトであり，医療のチームのことである。「ケア」は，技術に対応することだけでなく，クライアントも含めて試行錯誤しながらの関係である。ケアされる人は，脆弱な立場にあるなら，「ケア」の関係は，その人たちの「声 = voix」を聞くこと，そしてケアする人々の間で「声」を共有することであるだろう。

　フランスの病院は，医療保険財政の増加を抑制するため，患者の入院日数を短縮し，また昼間1日だけの「昼間入院 hôpital de jour」を取り入れてきた。自由開業看護師 infirmière libérale による在宅ケアは日本よりも重視されていたが，さらに病院が在宅ケアを実施する「在宅入院 hospitalisation à domicile」が導入された。そこで，仕事の難しさは，「聞く」，「話す」という関係から，病院でのケアや在宅でのケアを含め

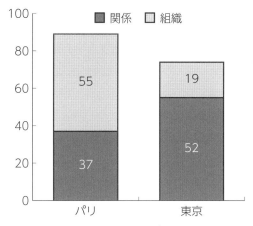

図2-1　関係と組織のどちらが問題か？

て，広域の地域においてケアのネットワークを組織形成する問題となる（図2-1参照）。

地域でのケアする人々の組織形成

　グラフをみると，患者とのコンタクトの難しさ，チームの難しさという関係の問題がパリの病院看護師より東京の病院看護師で顕著である。日本では，看護師の人数はフランスなみになったが，医師の人数が少なく，ヘルパーすなわち看護補助者 aide-soignanteが少ないので*，技術的業務が優先されるとチームで話す余裕がないと推察される。さらにソーシャルワーカー assistant socialの人数は，フランスではきわめて多い。

　けれども，フランスでは，サルコジ大統領のとき2009年に制定された病院改革法La loi HPST（hôpital, patients, santé et territoires）にみられるように，ベッド数削減のため，病棟の統合などのプロジェクトをとおして，広域の地域でのケアのネットワークの組織形成が試行錯誤の難しさを抱えつつ試みられている。

---

* フランスの病院では，看護師に同数の補助者が配置され，日本では，補助者に診療報酬加算がつく。

　フランスにおいては，医師を含めても全体では女性が多数であろうケアにかかわる人々が，地域の行政からの主導によるだけでなく，患者のニーズを考えてプロジェクトに参加するなら，1980年代とは異なるケアのフェミニズムの展開となるだろう（共著によるフランスと日本の国際比較に関する次の著書を参照，Philippe Mossé, Tetsu Harayama, Maryse Boulongne-Garcin, Toshiko Ibe, Hiromi Oku, Vaughan Rogers. 〔2011〕. *Hospitals and the Nursing Profession: Lessons from Franco-Japanese Comparisons.* J&L.)。

2 北フランスのケアのネットワーク
(1) 医療費抑制策 *

地平線の集落

　フランス北部のピカルディ Picardie 地方は，小麦と馬鈴薯を中心とする農業地帯である。フランスの農業は，豊かで広大な土地が少数の農業事業者に集中し，以前は農業労働者の雇用が必須であったが，いまは大規模な機械化が進んでいる。筆者が，フランスの研究協力者，マリーズ・ブーロンニュ＝ガルサン（看護師）とともに，在宅ケアの事業所を訪れるために高速道路を車でいくと，前方は地平線が続く。車で30分から1時間くらいの間隔で，畑がひろがる地平線に集落が現れ，それぞれの集落は住民2,000人くらいである。

　フランスは電力の大部分を原子力発電に依存してきたが，これらの集落では，徐々に風力発電が試みられ，1か所に数機の風車が風で回転しているのが，あちこちに，みられる。集落からは車で高速道路を30分以上かけて小さな町までいかないと買い物をする店はないし，子供たちの学校もない。子供たちを町の学校に送迎する専用バスが朝と午後に集落を回っている。このような集落は，医師はいないので「無医村」であ

* 本節は「ふらんす」（白水社）2017年11月号に掲載。

るが，医師のいる町まで車でいくのは困難ではない。けれども，在宅ケ
アの仕事をしている看護師の話では，車での移動 trajet en vehiculeは，
やはり大変ということだった。それゆえ，フランスでは，救急医療にお
ける患者の搬送のためには，医師が搭乗しているヘリコプターが日本よ
り早く1970年ころから使われてきた。

1か月未満の在宅ケア

　私たちは，ピカルディ地方の小さな町の「在宅入院 Hospitalisation à
domicile（HAD）」の事業所を訪れた。病院の付属なので，院長，それ
に，在宅ケアの看護師の管理者，男性と女性の看護師に会って話を聞く
ことができた。病院は500ベッド程度の規模で，在宅入院のサービスを
始めたのは2000年以降であり，比較的最近のことだと言う。

　在宅入院の趣旨は，在宅でも入院と同じケアが受けられることにあ
る。それゆえ，病気の急性期にある患者を対象としていて，患者1人の
サービスの期間は平均すると1か月未満である。費用は全額が医療保険
から支払われるが，費用は病院に入院する場合と比較すると1/4で済
む。言いかえれば，在宅入院は，医療費の抑制に寄与するのである。医
師は必要に応じて往診するが，看護師の訪問が重要である。ほかにヘル
パー aide-soignantも訪問し，身体の清拭や食事の援助などの基礎的な
ケアを行なっている。

「おひとりさま」の在宅ケア

　この地域で在宅入院のサービスは，現在，この病院の付属の2つの事
業所があるだけである。それぞれひとつのサービス事業所は，つねに毎
日20人から30人の患者に対応し，必要に応じて1日数回の訪問ができ
るので，家族の協力は必ずしも不可欠ではない。そのために専任の看護
師が雇用されているが，自由開業看護師 infirmière libéraleに依頼して
もいる。

　また，看護師のほかにヘルパー（医療としてのケアの場合，aide-soignant）も訪問する。しかし，長期に寝たきりの人のためには，在宅入院ではなく，自律のための生活援助，すなわち介護が必要となり，そのためのヘルパー（医療から区別されるケアの場合 auxiliaire de vie sociale）の役割が重要となる。この場合，医療保険ではなく，自律のための手当て allocation pour l'autonomie が適用される。

　経管栄養をしている患者の場合は，毎日3回訪問している。また，家族がいなくても，緊急の場合の電話での呼び出しの技術システムが完備されている。けれども，人工呼吸器を使用していて痰の吸引が必要な患者は在宅入院では難しく，施設に入所する必要があるとのことだ。ひとり暮らし「おひとりさま」でも在宅でケアを受けることが十分にできるよう，24時間の対応ができることは，日本の在宅ケアの多くが家族の協力を不可欠としていることと比較するなら，留意に値すると言えるだろう。

3 北フランスのケアのネットワーク (2) 在宅ケアのコーディネート*

　ピカルディ地方の北西よりの英仏海峡の海に近い町で，私たち（筆者と看護師のマリーズ・ブーロンニュ＝ガルサン）が在宅看護サービス Service des soins infirmiers à domicile（SSIAD）の在宅ケアの事業所を訪れたとき，出迎えてくれたのは，ケアのコーディネーター coordinateur と呼ばれる管理者の男性看護師だった。この事業所は，この地方の共済保険が経営していて，この同じ共済保険によって3つのサービスの事業所がつくられていると言う。この地域全体では，他の経営による事業所も含めると26の在宅ケアの類似の事業所がある。これらのサービスの事業所も最近10年間ほどの間につくられ，病院が経営する在宅入院 hospitalisation à domocile（HAD）と同じく，最近になって実績を確立しつつある。

* 本節は「ふらんす」（白水社）2017年12月号に掲載。

　在宅看護サービス（SSIAD）のシステムの特徴は，地域の在宅ケアのコーディネーションにある。コーディネーターの看護師が雇用され，その主な仕事はプランニング，すなわち訪問する看護師のスケジュールの立案，調整であるが，在宅でのケアの実施は自由開業看護師 infirmière libérale（IL）に委託しているのである。

在宅ケアの組織化

　フランスでは，20世紀後半から在宅ケアに自由開業看護師がかかわってきたが，最近になって確立された在宅入院（HAD）と在宅看護サービス（SSIAD）を比較すると，それら2つの在宅ケアの組織化の特徴は，下記の表2-1のように示されよう。

　ケアの日数については，在宅入院が1か月未満だが，他の在宅ケアのシステムは制限がない。そして，看護師の地位は，自由開業看護師では独立自営だが，在宅入院では雇用されている。けれども，在宅看護サービスでは，自由開業看護師にケアの仕事が委託されている。また，ヘルパーは，在宅入院では医療のケアとしてのAS（aide-soignant）が雇用され，在宅看護サービスでもASが雇用されているが，生活援助としてのヘルパーAVS（auxuliaire de vie sociale）にも委託される。看護師のケアは医療保険が適用されるが，ヘルパーについては，前者のヘルパーASは医療保険が適用され，後者のヘルパーAVSは自律のための手当てが適用される。

コーディネーターの役割

　この在宅看護サービスの事業所では，ひとりの男性のコーディネー

表2-1　在宅ケアの組織化の特徴

	看護師	ヘルパー
HAD	雇用	AS
SSIAD	委託	AS＋AVS

ターの看護師が，自由開業看護師に委託し，在宅ケアを行なっている。ほかに，ヘルパーASが雇用されている。それで，数十名の高齢者と，数名の障がい者をケアしていて，毎日訪問している。

　フランス北西部は，看護師たちが，患者や高齢者の自宅を訪問するには，広大な土地であるから，車での移動距離が長くなる。看護師1人，毎日，数十キロメートル以上になる。原則として夜間の訪問はせず，7時半から20時までの間に訪問する。寝たきりの人は，訪問が1日複数回できるので，ケアを受けられるが，全体の1割未満とのことだ。

　コーディネーターの看護師は，自由開業看護師，医師，ソーシャルワーカーと相談しながら，サービスをプランニングしていく。これは，日本の介護保険サービスのケアマネジャーに近い役割である。フランスでは，コーディネーターになるには，大学の医学部での数か月間の研修をへて資格を得る必要がある。

　この在宅看護（SSIAD）の事業所では，事業所の施設での通所サービスも行なっていた。生活援助のヘルパーAVSによって，入浴，昼食，音楽を楽しむのである。私たちが訪れたとき，ヘルパーの人の運転する車で，十数人の高齢の人たちが近くの森での散歩に出かけるところだった。

4 女性の社会活動*

修道会の女性たち

　1980年代，筆者は，北フランスの英仏海峡に面したところ，ある民間の病院を幾度か訪れたことがあった。そこは，パリから距離があるのだが，パリの病院での急性期の治療を終えた患者が多く，骨折の治療後のリハビリテーションや，リウマチの痛みの治療を受けるところであっ

---

*　本節は「ふらんす」（白水社）2018年1月号に掲載。

た。病院は海岸に面していて，元気になった患者がヘルパーとともに砂浜を歩く光景がみられる。そこでは，10名ほどのカトリックの修道会 ordre の女性たちが看護師として勤務していた。

　フランスの修道会は，逆説的にも世俗化の歴史のなかで，18世紀後半から，脆弱な人々へのケアの活動にかかわろうとした女性たちによって形成された。18世紀のヨーロッパは男性中心の社会であり，女性は，公共の社会への参画は制限され，家族の内から外に出ることは，かなり難しかったであろう。とすれば，この修道会の形成は，女性たち自身が家族の外で活動することを求めたからであり，そこにフェミニズムの始まりをみることができる。

　その病院の建物のなかには，「コミュノーテ communauté」と呼ばれる修道会の生活の場があり，そこで10名ほどの女性たちが共同生活をしながら，病院では看護師として勤務していた。私はコミュノーテに招待され，彼女たちの料理で夕食を共にし，宿泊する機会があった。修道会の女性たちの，18世に始まった生活の一端を知る思いがした。その後，彼女たちは，その病院から他に活動の場を移したと聞いている。

　コミュノーテとは，その本来の言葉の意味は共同体であり，個人の存

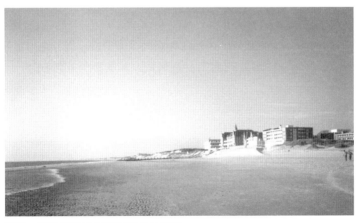

写真　英仏海峡の海岸に面する病院

在よりも集団が重視される。けれども，18世紀におけるフランスの女性たちのなかには，個人として，自分の意思で，公共のケアの活動に参加しようとした人たちがいた。そうであれば，その活動に参加する人々は，いまの表現では，アソシアシオン association（市民団体）を形成していたと言える。アソシアシオンとは，まず個人の意思によって形成される集団という意味があるのだから。

コミュノーテからアソシアシオンへ

　いま，女性の社会参加は「ジェンダー gender, genre」の問題であると言われている。けれども，「ジェンダー」という言葉が多くの人々の間で一般化されるのは，フェミニズムの始まりと言ってよいであろうコミュノーテの運動から1世紀以上すぎてからのこと，最近のことなのだ。

　私が南フランスの街に週末に出かけたときのことである。ちょうどフランスはバカンスあけで新年度の始まりであった。街の中央の通りが歩行者天国となり，文化活動をはじめとするアソシアシオンの紹介の展示が並んでいる。「アソシアシオンの広場 Asso-agora」である。展示ごとに天幕とテーブルが設置され，アソシアシオンのボランティアが，通りがかりの人々に説明して入会を募っている。音楽，演劇の同好会のようなものから，国際文化交流など，多岐にわたっている。

　そこで，私は，がん患者に付き添うボランティアのアソシアシオンに興味をもった。ボランティアの女性の人の説明では，自分たちは全くのボランティア bénévole で，患者に付き添い，話を聞くことが主な活動であり，報酬を受け取るサラリエ salarié ではないとのことであった。このような活動は，がんのケアの領域において，死に直面する患者の孤独への対応を，ひろく社会的に承認することへとつながる。さまざまなケアのプロフェッション professions は，そのケアの活動に関心をもつ広範囲の人々との協力が重要なのだ。

　私は，このようなアソシアシオンの展示をみていると，カトリックの修道会のコミュノーテを想起する。ボランティアの原点は，女性にとっ

ての社会活動の場としてのコミュノーテにあると思う。

　アソシアシオンのよさは，だれでも参加することが自由であるし，そこで自分の考えを述べるのも自由であるということだろう。それに，男女の別がないのはむろん，個人の力量に応じて参加ができる。自分の自由な声が，そこで聞いてもらえれば，参加しやすいだろう。週末の展示会をみて，フランスがアソシアシオンの活発な国だということを，あらためて確認した。

第3セクターとしてのケアの活動

　ところで，ケアは，家族，なかでも女性に割り当てられてきたことが，いま，あらためて問われている。そもそも，ケアと家族，女性との結びつきは，人間の「自然な natural」ことなのだろうか。

　この「ケアとジェンダー」の問いをめぐって，2017年3月のパリ日本文化会館でのセミナー（日本大使館後援，笹川日仏財団助成）に引き続いて半年後の9月に，フランスの労働経済社会学研究所 Laboratoire d'Économie et de Sociologie du Travail で，フィリップ・モッセ Philippe Mossé（同研究所研究員）と山下りえ子（東洋大学教授）をオーガナイザーとして，セミナー（東芝国際交流財団助成）が開催された。

　参加したフランスの研究者たちから，フランスと南欧，北欧との国際比較をとおしての議論が提示された。高齢者のケアにおいて，家族のケアに依存するスペインは，依存しないフランスや北欧と対照的であることが，あらためて確認された。スペインでは，ヘルパーが家族と同居している場合もみられ，疑似的な家族の構成員とみなされていると言う。そして，スウェーデンの事例において，ケアの「脱家族化 défamilialisation」が，男女の平等を帰結してきたという議論が提示された。山下からの成年後見人の日本の事例の考察は，このようなヨーロッパの異なるモデルのなかでの位置づけからみて，関心をひいた。

　ケアのセミナーでは，家族外のケアが発展してきたフランスは，さまざまなケアを担うアソシアシオンの果たす役割が重要であることが議論

された。そして，国家や自治体，民間企業とは別に，第 3 セクター le secteur tierceとして，フランスでのアソシアシオンは，そのケアの活動に衰えをみせることがないだろうとの見通しであった。

第 3 章

■看護師のキャリア
離脱と発言の妥協をめぐって

■マリーズ・ブーロンニュ=ガルサン　■コリーヌ・グルニエ
■フィリップ・モッセ　■原山　哲　■川崎つま子　■山下りえ子

　フランスの社会学者・ダニエル・ケルゴート Danièle Kergoat は，自らのこれまでの研究のほぼ全体をとおして，フランスにおける1988年の「コオルディナシオン Coordination」*の運動は，プロフェッショナルとフェミニズムとの要求に，まぎれもなく結びついていたことを論じている（Kergoat, 1992）。すなわち，看護というひとつのプロフェッションが，その自律の正当性を求めて，社会的承認を獲得する必要があったということ，そして，社会全体からみれば，フランスの労働の世界における女性全体の地位を肯定することが課題であった。看護は，その多数は女性による実践であり，「ケア」と「キュア」との結合をめぐって，絶えざる再定義に依拠しつつ，評価される必要があったのである。

　そこに，私たちの研究の原点がある。2000年代の後半から，そのねらいは，フランスと日本の状況を比較し，当然のこととして問われずにきたこと，とりわけジェンダーの境界を，いわば「脱自然化」し，それぞれの国の社会的状況・コンテクストに位置づけることであった。

2つの日仏比較調査

　私たちのこれまでの研究は，次の点を明らかにした。すなわち，看護の活動のコンテクストは，当該の社会の人々の間に形成されてきた社会の「コンヴァンシオン convention ＝協定」から考察できる。コンヴァ

---

*　多様な看護師のアソシエーションの連絡組織。「コオルディナシオン」とは連絡組織のことである。1988年，看護師の地位の要求を求めて，それまで教員に比べて低かった給与の是正を実現した。

ンシオンの社会経済学の視点からすれば，重視されるコンヴァンシオン
は，フランスでは「産業的 industriel」＝技術重視のタイプであるのに
対して，日本では「家父長的 domestique」＝伝統的男性支配のタイプ
であるということだ（Boltanski, L., 1991）。実際，フランスの看護師と
は対照的に，日本の看護師は，その技術にかかわる活動，また人間関係
にかかわる活動において，なお医師の支配にあるとは言えないだろう
か。そして，彼女たちの多くは，最初の育児とともにキャリアを中断す
るかキャリアに終止符を打つ。

　フランスにおいては，1988 年の看護師によるフェミニズムの闘い以
降，看護のプロフェッションの「承認」の要求は，教育の問題を中心と
するようになり（Acker, 2004），それは看護教育の大学教育化と言える
だろう（Cartron, E. et Liendle, M., 2017）。さらに大学院教育による高
度実践看護師 infirmière(ier)de pratique avancée, advanced practice
nurse の進展が課題とされ，これについては，第 4 章で考察するが，日
本の認定看護師，専門看護師に対応する。けれども，日本においては，
大学教育は進展しているとしても，問題の中心となるのは，むしろ労働
市場との関係であり，いまなお日本の看護師の 3/4 以上が，育児ととも
に仕事を中断するという事実である。

　このようなフランスと日本との差異は，アルバート・ハーシュマンに
よる理論的枠組みを想起させるだろう。それは，満足できない状況への
3 つの戦略，すなわち発言，忠誠，離脱に関する枠組みである。この理
論によれば，被雇用者は，労働条件，労働自体のクオリティ，さらに広
く環境に満足できないとき，3 つの戦略から選択することになる。第一
は，被雇用者は，個人的にであれ，集合的にであれ，自分の考えを表明
する。すなわち，発言 voice である。あるいは，条件が困難であっても
受容する。すなわち，忠誠 loyality である。あるいは，また，立ち去る，
他に移動する。すなわち，離脱 exit である（Hirschman, A. O., 1972）。

　フランスの看護師は，自らが満足できない状況においては，発言を選
択するだろう。すなわち，上級の専門化された教育をアソシエーション

や労働組合をとおして集合的に要求するのである。他方，日本の看護師は，むしろ離脱の道を選択すると言えないだろうか。すなわち，労働市場から一時的にせよ最終的にせよ立ち去るのだ。

けれども，このような対比は単純すぎるかもしれない。ここでの議論のねらいは，むしろ，私たちの調査が，以上のような単純な対比について再考を導くことを示すことにある。まず，調査は，数量的側面を考慮している。すなわち，フランスの看護師と比べると，日本の看護師は，勤務年数が短かく，「プロフェッションの空間」が比較的限定されている（Mossé, P., Harayama, T. et Boulongne-Garcin, M., 2014）。このような数量的結果に加えて，ここでの議論は，オープン・クエスチョン（その回答は選択肢からではなく自由記述）による調査によって，当事者自身が表明するキャリアの変更の動機づけを考察しようとする。そのキャリアとは，仕事の中断，継続教育，また職務の変更であるかもしれない。

とりわけ，高齢社会における今日のケアのシステムの変化は，慢性疾患のクライアントへのケアの経路の重要性，そして多様なケアのプロフェッションの間のコーディネーションの必要性を顕在化させている。それは，フランスと日本において異なった仕方であるにせよ，看護師のキャリアの新たな可能性を開くことになるだろう。

以上の視座から，私たちは2つの調査を実施したのである。ひとつは，パリ地域と東京首都圏における，それぞれ70名ほどの病院看護師を対象とする質問票による調査である。もうひとつは，在宅ケアの看護師（訪問看護師）を対象とする質問票による調査であり，フランスでは北部ピカルディ地方と南フランスで90名ほどの主として自由開業看護師，日本では東北地方と中部地方で90名ほどの訪問看護師を対象に実施した（Mosse, P., and Harayama, T., et al., 2011; Mossé, P., Harayama, T., and Boulomgne=Garcin, M., 2017）。そして，調査においてフランスと日本とで合わせて300名ほどの看護師の回答によって表明された言説，表象をもとに，「典型的な事例」が選ばれた。典型的事例は，ここで考察する3つのグループのオープン・クエスチョンに看護師が表明し

表3-1　フランスと日本における病院看護師の国家資格取得後の年数

	10 年未満	10 年以上	計
フランス・パリの病院看護師	29 (1)	44 (9)	73 (10)
日本・東京の病院看護師	46 (1)	36 (21)	72 (22)

（　）：管理職の数

表3-2　フランスと日本における病院看護師の子供の有無

	子供なし	子供あり	無回答	計
フランス・パリの病院看護師	28	45	0	73
日本・東京の病院看護師	67	5	0	72

表3-3　フランスと日本における在宅ケアの看護師の国家資格取得後の年数

	20 年未満	20 年以上	計
フランス・パリの病院看護師	52	46	98
日本・東京の病院看護師	35	64	99

表3-4　フランスと日本における在宅ケアの看護師の子供の有無

	子供なし	子供あり	無回答	計
フランスの在宅ケアの看護師	21	76	1	98
日本の在宅ケアの病院看護師	13	86	0	72

た回答が代表的と言える事例である。オープン・クエスチョンは，教育（基礎教育，継続教育）に関する態度，現在の改革に関する意見，そして，プロフェッションの自らの活動の将来についての考えにかかわっている（表3-1〜4参照）。

フランスの看護師：退出に対する救済としての発言

1）病院看護師の場合

　フランスの病院看護師たちは，大多数が，看護師の国家資格取得直後

表3-5　フランスの病院看護師のキャリア

看護師/AP-PH での経験年数	IDE以外の資格/現在 の継続教育	将来のキャリア	改革
FA/15年	－ /AP-HP	カオス	専門化の終焉
FB/9年	治療教育 /AP-HP	IFSIの教育者	他に解決策はあろうか！
FC/12年	ストーマセラピー / IFCS	管理職	必要だが大変である
FD/24年	－ /AP-HP	治療教育	難しい
FE/30年	ストーマセラピー / AP-HPなど	自分の知識を組 織にひろめる	パラメディカルの活 動が考慮されない

　の勤務先と，現在の勤務先とは変わらない。すなわち，大多数は，アシスタンス・ピュブリック＝パリ病院*の勤務先を変えていないのだ。それは，パリ地域の公立病院群における勤務は，個別の病院を替えても病院群における雇用は同一という規則があるからである。この事実，すなわち勤務する施設，あるいは制度に対する「忠誠」は，施設間の移動がないということでもなければ，また，施設，制度における現在の変化に積極的であるということでもない（ここで考察される病院看護師の典型的事例について，表3-5参照）。

　第一のFAの事例は，このような態度の典型である。彼女は，16年間看護師として，15年間アシスタンス・ピュブリック病院で働いてきた。彼女は，「ポール pôle」に言及しつつ，その新たな組織の環境について否定的に記述している。「ポール」とは，在院日数，病床数を縮小し，組織の効率を高めるための病棟の統廃合＝リストラクチャーリングの単位のことである。結果として，看護師の仕事は，異なる病棟間を移動が

---

* 　パリ地域の公立病院は，ほとんどがアシスタンス・ピュブリック Assistance Publiqueと呼ばれる個々の病院を統合する管理組織に帰属し，その病院数は40以上におよぶ。なお，グループ化によって新たに形成された「ポール pôle」と呼ばれる組織は隣接する病院間を架橋する場合もある。たとえば，それまで臓器別の病棟が，多様ながんの病棟を統合するポールにグループ化される。

伴うこととなり，病棟を基軸とする専門性は消滅する。「私たちは，働く病棟をひんぱんに交替することで，患者のケアの継続に難しさを抱えている。私たちは，専門性の終焉に直面していて，それは，仕事のスーパーヴィジョンの消滅，モラールの減退，そして，受容されるとしても仕事への無関心を引き起こす組織へとつながるだろう」。

　このような見解は，両義的である。すなわち，それは，一方では，「受容される」であろう改革への明白な「忠誠」である。他方では，この忠誠は，あきらめとなる。この態度は，無関心という不正確な語によって，「忠誠」の影の，裏の顔としてみなされてきた（Bajoit, G., 1988）。

　いかにも，ポールに対する批判は，フランスでは多くの研究者によって言及されてきた。その批判は，病棟のグループ統合によって要請される看護師の多機能性に対してむけられている。このグループ統合が経営や予算の論理によって決定されるなら，その批判は妥当であるだろう。

　けれども，一般論として述べるなら，これまで病棟中心の専門化に依拠してきた能力が喪失するという危惧とともに，これからの看護の仕事の承認の闘いをどうすべきか曖昧になるのではないか。そして，「ケア」と「キュア」とを含む固有の役割を守るため，承認の闘いは，技術の戦略へと向かい，多様な専門性，継続教育の発展へと向かうことになるだろう。

　FAの場合，看護師の資格取得後16年になるが，そのほとんどの15年間，パリ公立病院で勤務し，また，そこでの継続教育を履修してきたのであるが，自分の将来については悲観的である。「私の将来は混沌（カオス）としている。というのは，病院改革，勤務時間の多様化によって，パリ公立病院での将来を考えることはできないからだ」。

　ここでの離脱の戦略は，組織への脅威としてよりも，むしろ，彼女の看護師の地位，看護師の不足という労働市場の状況が，彼女に与えるであろう移動の自由の機会として考えられる。

　しかし，他の看護師は，「ポール」という病院改革について判断を表明しないが，病院組織から出るという具体的なプロジェクトを持ってい

る。それは，看護師FBの場合である。彼女は，看護師として，自分の
キャリアのすべてにおいて，パリ公立病院で9年間仕事をしてきた。彼
女は，看護師の国家資格のほかにクライアントの治療教育，また循環器
疾患予防の分野での大学での研修資格を持っている。彼女は，離脱のプ
ロジェクトを宣言するが，看護の職業から離れてしまうわけではない。
「私には，キャリアのプロジェクトがある。それは，看護教育校
Institut de Formation en Soins Infirmiers（IFSI）*の教師になること
だ」。このプロジェクトは，彼女の看護師の雇用についての判断と一致
する。すなわち，彼女は，改革における重要なことは，プロフェッショ
ンにおける看護師の安定した仕事への関与のために継続教育を改善する
ことであると考えている。しかし，「ポール」をめぐる病院の改革の政
策はといえば，彼女はその組織への影響を考慮しつつも，FAと同様，
関与とあきらめとのいずれとも言える判断をしている。「ほかに解決策
があるのか？」。

　別の典型的事例では，病院組織への積極的関与，すなわち忠誠が公然
と表明されている事例である。FCは，看護のプロフェッションにおい
てもアシスタンス・ピュブリック＝パリ病院（パリ公立病院）において
も12年間の仕事をしてきて，ストーマ（排泄口）ケアにおける資格を
取得し，さらに管理職になるため，管理職教育の選抜試験の準備中であ
る。けれども，彼女もまた，病院組織の改革は「必要だが大変なこと
だ」と考えている。

　他方，FDは，看護師資格を取得して，パリ公立病院に24年間勤務し
てきたが，現在，昼間のみ患者を受け入れる昼間入院 hôpital de jour**
で仕事をしている。彼女は，パリ公立病院による治療教育のための継続
教育を履修している。彼女は，「クリニカル・ナース infirmière

---

*　看護教育校とは，卒業資格が大学の学部卒業と同等とされる基礎教育のことである。

**　フランスの昼間入院は，日本では試みられていないが，在宅入院 hospitalisation à
　domicile とともに，医療費の削減に寄与している。

clinicienne, clinical nurse」＊といわれる看護師の専門化をめざして積極的なキャリアを考えている。それは，彼女の場合。治療教育の分野を専門にしているが，病棟横断的なコンサルテーションにかかわる役割である。他方，病院の組織改革についての彼女の意見が控えめなのは，おそらく彼女が自分のキャリアをとおして多くの変化を体験してきたからであり，前もってよい帰結を断言できないからであろう。「この改革は最近のことであり，ただちに判断をするのは難しい」。

　FEは，看護師資格取得後，パリ公立病院で30年勤務してきた，比較的勤務年数が長い。彼女は，専門化された資格，褥瘡・傷の治療における大学での研修資格，またストーマの治療における資格を持っている。彼女は，上級の資格を取得しているので，ポールの組織プロジェクトで，「レファレンス・ナース infirmière de référence, reference nurse」＊＊としてかかわっている。そして，「ストーマの治療に関する数日間のセミナー」に，またパリ公立病院での継続教育に参加するのである。彼女は，ポールにおける知の生産，再生産について語る。「私には，自分が特定の知識があることを自覚している。つまり，それは，看護師としてどうすべきか，どうあるべきかという知だ。それらの知は，あるとき突然に消失してしまうことはできない。私の課題は，私の知を，それらを必要とするであろう人々に，どのように継承させるかだ」。彼女は，組織改革が，パラメディカルよりは医師の要請にしたがっていることを残念に思う。そして，パラメディカル＝看護師に与えられるべき承認を向上させるべく努力したいと言う。「私が思うに，組織改革は，医師にとって問題とされているだけなのだ。医師の活動だけが考慮され，しかし，パラメディカルの活動は考慮されていない」。彼女にとって，他の多くの看護師と同様，「発言」の戦略は，制度化された媒介の行動主体（労働組合，プロフェッショナルのアソシエーション）によってより

＊　フランスのクリニカル・ナースは，日本の認定看護師に対応すると考えられる。

＊＊　フランスにおけるクリニカル・ナース，レファレンス・ナースは，看護師はむろん，プロフェッショナルからの病棟横断的なコンサルテーションにかかわり，名称は異なるが同一の役割を果たしていると言える。

は，継続教育によってなのだ。

2) 在宅ケアの看護師の場合

在宅ケアの看護師（訪問看護師）の調査の分析（Mossé, P., Harayama, T. et Boulogne-Garcin, 2017）は，看護師のキャリアについて，次のことをあきらかにした。すなわち，彼女たちの多くにとって，在宅ケアという実践の様式の選択の主要な動機は，病院組織からの「離脱 exit」であるということだ。彼女たちは，看護師の国家資格取得から在宅ケアの実践の開始までは，数年の隔たりがあるが，その間，病院での勤務をしているのである。

FFは，看護師の国家資格取得後5年間，仕事をしているが，在宅ケアの仕事は，「在宅看護システム Système des soins infirmiers à domicile（SSIAD）」*との契約によって仕事をして3年になる。在宅ケアの仕事の前は，病院での3年間の仕事を経験しているが，その経験は，彼女に「病院は私に向いていない」と結論づけるのに十分であった。彼女は，いま，高度実践看護師 infirmière en pratique avancée, advanced pracce nurse（IPA）**の大学院修士2年の教育を履修することを考えている。「私は，すべて条件がよければ，医療施設の管理を専攻する修士2年の教育を履修する。この資格で，私のプロフェッショナルとしての将来が開かれるだろう。私は，在宅ケアの仕事に就いてから，継続教育を履修するようになった。それまでは病院で常勤の雇用ではなかったから，自分から申請することはなかった」。

医療改革についてはといえば，彼女は，「ノー・コメント！」である。このような回答は，若い世代に多くみられる。1988年の「コオルディナシオン」のような労働組合やアソシエーションの運動への参加の体験がない世代であるからであろうか，自分にかかわる変化は，過去の

---

* SSIADは，非営利組織が，主として自由開業看護師との契約によって在宅ケアを行なうシステムである。

** IPAは，高度実践看護師で，大学院修士課程の卒業資格を要件とし，日本の専門看護師に相当する上級看護師である。

ことではなく，これからのことなのだ。けれども，改革，とりわけ高度
実践看護師の教育のように，プロフェッショナルの空間にかかわる改革
によってこそ，彼女の将来が開かれることになるのだ。おそらく，前の
世代の闘いの帰結は，彼女にとって，すでに過ぎ去ったことなのかもし
れない。

　FGは，看護師の資格を取得して7年，病院での3年間仕事の後，自由
開業で在宅ケアの仕事に就いて4年である。彼女の選択もまた，病院に
対する批判的な判断によっている。「私は，患者とのコンタクトのため
に在宅ケアを選んだ。病院での仕事は，このようなコンタクトを私に与
えてくれなかった」。彼女は，自由開業のパラメディカルのグループの
アソシエーションによる研修に参加している。そして，自分の将来につ
いて次のように言う。「私は，複数のプロフェッショナルの医療施設
Maison de Santé Pluriprofessionnelle（MSP）*とつながりながら，自由
開業の領域で仕事を続けけるつもりである」。改革についてはといえ
ば，彼女は意見を述べない。しかし，FFと同様，自分のチャンスをつ
かむことを知っている。

　けれども，現在の変化に対するこのような中立性は，だれにでもあて
はまるわけではなく，改革に対して批判を表明している看護師もいる。
FHの事例をみてみよう。彼女は，FFやFGより年配であり，32年間看
護師として仕事をしてきて，そのうち26年間，在宅看護システム
（SSIAD）と自由開業で，在宅ケアの仕事をしてきた。そして，彼女
は，現在の改革について，はっきりと否定的な意見を表明する。それ
は，在宅ケアの経験にのみ基づいている。すなわち，批判は，病院では
なく，在宅ケアにおける競合のリスクに向けられている。「在宅看護シ
ステム（SSIAD），在宅入院 Hospitalisation à domicile（HAD）**，そし
て在宅ケアの自由開業看護師との間に，多くの競合がある」。

---

* 　MSPは，主として病院のない地域に設立されている，医師だけでなく看護師などパ
　ラメディカルによる医療施設である。

** 　HADは，自由開業看護師との契約によるSSIADとは異なり，在宅ケアの看護師が
　雇用されているシステムである。

FIもまた，同様の立場である。彼女は，これまで，17年間看護師として仕事をし，12年間在宅ケアの仕事をしている。彼女にとって，「改革には，不安である」，なぜなら，それは，競合を増すことで，活動を制限するからである。現在の改革の好ましくない帰結に対抗して，彼女は大都市に仕事の場を移すことを考えている。このような仕事の場の選択は，プロフェッショナルが多く集中しているにもかかわらず，あるいは，それゆえにこそ，共同の可能性をもたらすだろう。幸い，彼女は，継続教育のディプロマ，ストーマ，および褥瘡のケアの大学資格*をもっている。

　実際，FF，FG，FHのような事例では，さまざまな医療施設（複数のプロフェッショナルの医療施設MSP，医師の診療所など）との協力の可能性が考えられる。実際，FIは，自由開業の在宅ケアから離脱することは考えていない。「これからもずっと自由開業で，けれどもマルセイユのような大都市で」。しかし，その場合，より多くの集合体と仕事をすること，そして病院との関係も不可欠となるだろう。病院から離脱しても，プロフェッションには忠誠を，ということであればこそである。

　看護師として29年，在宅ケアの自由開業看護師として働いてきたFJは，このような世代間の差違を認めつつ，上級のディプロマ（マスター＝看護学修士）をもち，大学の継続教育に参加しつつ，だが，退職が近いからか，改革については否定的ではあるが「控えめの立場」だ。「改革がうまく行なわれているかは確かではない。行政によって行なわれているのだから」。彼女にとって，改革は，プロフェッショナル自らがかかわることが重要なのだ。

　このような看護師たちは，病院から出ると，協力の関係を構築しようとするが，大病院ではなく，より小規模の施設と協力を構築しようとする。この協力の仕事の関係は，交渉，契約など自己投資を要するものであり，新たな形態の発言と言えるだろう。この場合の発言は，集合的要求によるのではなく，地域の協力関係への意思によるものだ。それは，

---

* 今日，これらの資格は，大学の医学・看護系の学部で取得される。

レファレンス・ナースのような上級の看護師の継続教育への関心によっ
て具体化される。

　「ケアのトラジェクトリー＝経路 parcours des soins」が定義され，
組織され，コーディネートされることが要請されている時代において，
地域のネットワークでのレファレンス・ナース reference nurse（基軸
となる看護師）は，声高ではないが，低い声の発言の戦略によって，プ
ロフェッショナルへのケアの組織の枠組みを与えるだろう（**表3-6, 7**
参照）。

表3-6　フランスの看護師の在宅ケアの選択理由

看護師 / 在宅経験年数 （IDE 取得後年数）	在宅ケアの選択理由
FF/3 年（5 年）	病院のシステムは自分に向いていない
FG/4 年（7 年）	患者とのコンタクトがある。病院の仕事にはこのような コンタクトはない
FH/26 年（32 年）	自分の受け持つ患者により近づくことができる
FI/112 年（17 年）	収入を増やすため，子供たちとすごす時間を増やすため
FJ/26 年（34 年）	初めは全くの偶然だった

表3-7　フランスの在宅ケアの看護師のキャリア

看護師 / 在宅経験年数 （IDE 取得後年数）	IDE 以外の資格 / 現在の継続教育	将来のキャリア	改革
FF/3 年（5 年）	－ / マスター（IPA）	管理職	コメントなし！
FG/4 年（7 年）	－ / アソシエーション (EPU)	MSP との協力	－
FH/26 年（32 年）	－ / 肝臓治療	診療所	競合
FI/12 年（17 年）	ストーマ・褥瘡のケ ア / 大学病院	大都市で実践	不安である
FJ/26 年（34 年）	マスター / 大学	退職後の予備軍	十分ではない

日本の看護師：やむをえない退出，受容される忠誠

1) 病院看護師の場合

　フランスの状況と比較すれば，日本の看護師が働いている社会的コンテクストは，ジェンダー化された次元に非常に特徴づけられている。看護のプロフェッションがフランスより女性化しているだけでなく（男性看護師はフランスがほぼ13％に対して日本は5％），医師は女性がフランスの半分の割合である（女性医師はフランスがほぼ45％に対して日本は20％である）。さらに，病院については，フランスでは施設長は医師ではなく行政職だが，日本では医師である＊。また，日本の病院のエイド（看護助手）の人員は，フランスに比べると非常に少ない。このようなコンテクストにおいて，看護師の活動，およびキャリアは，職務の多機能性や医師中心の組織からみてドメスティック（家父長制的）な論理によって形成されている。また，このドメスティックな論理は，われわれの日仏比較調査の数量的分析から明らかにされたことである（Mossé, P., Harayama, T. et Boulongne-Garcin, 2014）。

　フランスの看護師も，日本の看護師も，ジェンダー化された制度を変えずに，在院日数，病床数などの削減という，新たなマネジメントによる改革を導入することには賛成ではないだろう。しかし，日本の看護師たちの考えの論拠は，必ずしもフランスの看護師のように専門化やコンピタンシーの問題と関連づけられているわけではない。論拠は，仕事の負荷であり，自律性を実現する難しさにある。そうであればこそ，すべての世代において，彼女たちの多数派は，労働条件が改善されるべきと考えているのだ。とりわけ病院においては，人員が十分でなく仕事の負担が大きい。

　JAは，看護師資格を取得して5年，現在の病院での勤務3年だが，彼女が望むことは，「人員の増加，すなわち，人員が組織の要件に妥当し

＊　DREES，および厚生労働省の統計による。

ていること」である。また、JBは、看護師資格取得して5年、現在の病院での5年で、同じように「仕事の負担を減らす」ために「人員の増加」を望んでいる。

このような議論の多くは、病院看護師の場合にみられる。それは、労働時間（病院看護師の多数が週45時間〜55時間）*が家族との生活と両立しないからだ。同様に、JCは、看護師の資格取得後10年、現在の病院勤務3年であるが、「現状の組織の環境では、職業活動と家族生活との両立は難しい」と言う。

以上の3名の看護師（JA、JB、JC）は、勤務している病院施設での研修だけでなく、日本看護協会など病院外部での継続教育に参加している。

たとえば、JBは、慢性呼吸器疾患看護の分野での認定看護師 certified nurse** のディプロマを取得している。しかし、このような上級の資格取得いかんにかかわらず、3人は、結婚とともに仕事から離脱することを考えている。最初の出産とともに「離脱」を選択することが、議論の余地のない、自己に内面化された規範なのだ。JAにとって、この将来は疑問の余地がない。「結婚したら、ここで仕事を続けるのは難しいだろう」。JBもまた、同様の回答である。「私は、勤務先を変える」。JCは、看護のプロフェッションからの離脱については、より具体的だが、やはり、病院からの離脱という、はっきりした回答である。「私は勤務先を変える。そして在宅ケアの仕事に就く、その後は、ホスピスで働くだろう」。

しかし、このような病院勤務のだけでなく、労働市場からの離脱は、「自然な」こと＝当然のことではなく、日本社会における女性の地位の歴史においてつくられてきたことだ。けれども、若い彼女たちの回答か

---

*　フランスの大病院では、看護師の仕事は週35時間で残業はなく、病院付属の保育所がある。

**　認定看護師は、日本看護協会により実施されている継続教育（ひとつの分野で600時間の研修を要する）により専門性の高い資格を認定された看護師。また、専門看護師は、大学院修士課程（2年間の研修）を要件とする。

らは，忠誠，あきらめ，受容の意向を見出すことはない。年配の看護師たちは，さまざまな理由によって，離脱を回避し，政策，改革についての批判を表明している。そこに，フランスの看護師たちにみられるような，プロフェッションの社会的承認の要請と相似する要求を見出す。日本の看護師は，経験の蓄積によって，フランスの同志たちに近づく。

　看護師JDは，糖尿病看護の分野で治療教育の研修をうけ，療養指導士＝レファレンス・ナースとして，「病院での仕事を継続する」ことを考えている。彼女は，看護師資格を取得して32年，現在の病院での勤務25年であり，管理職であるが，現在の組織については，取得した資格が認められていないことが理解できないと言う。彼女によれば，給与は，「糖尿病療養指導としての患者教育の看護の資格と関連づけられる必要がある」。

　JDのように，離脱を考えることができないとすれば，忠誠が尊重すべき規則であり，継続教育が重視されるだろう。実際，継続教育への投資は，病院にとどまるためのコンピタンシーの向上による忠誠と関連している。そこで，次のような妥協，さもなくば暗黙の契約が成立する。すなわち，継続教育の承認が，離脱しないことを条件づける。それは，あきらめではなく，ゲームの規則への同調であり，その規則とは20年の勤務を経て学ぶことになる。

　JEは，認定看護管理者の継続教育を履修し，資格を取得した。彼女が離脱しようとしたのは病院からではなく，若き頃の最初のプロフェッショナリティからなのだ。JEは，30年間病院勤務して，現在は管理職，政策，改革についての彼女の議論は，高齢化に直面する日本社会の必要＝ニーズについてであり，病院の仕事での必要についてではない。彼女によれば，人口の高齢化は，高齢者への家族の支えが不十分となることを伴う。すなわち「政策は，専業主婦の減少に適応しなければならない」。伝統的には，義理の娘が高齢の両親を家で世話していた。彼女によれば，それは少なくなり，現在の改革は，この現実に対応していない。

　フランスの看護師は，自分の仕事の環境条件に言及することはあって

表 3-8　日本の病院看護師のキャリア

看護師 / 現在の病院での経験年数	IDE 以外の資格 / 現在の継続教育	将来のキャリア	改革
JA/3 年	－ / 病院内，病院外	仕事の継続が難しい	人員
JB/5 年	認定看護師 / 病院外	勤務先を変える	人員
JC/3 年	－ / 病院内，病院外	在宅ケア	家族生活との両立が難しい
JD/25 年	－ / 治療教育	現在の勤務先の継続	給与，労働時間
JE/30 年 管理職	認定看護管理者 / 病院内，病院外	現在の勤務先の継続	専業主婦の減少への対応

　も，家族による高齢者の支えについて，自分の職業のキャリアの問題にすることは，あまりない。それに対して，日本の看護師 JE は，自分の職業のジェンダーの次元に敏感であるがゆえに，日本での在宅ケアの発展を望んでいると言えよう（**表 3-8** 参照）。

2）在宅ケアの看護師の場合

　病院看護師と対照的に，日本における在宅ケアの看護師は，数量的な見地からみれば，多数が年配であり，ほとんどが結婚している（Mossé, P., Harayama, T. et Boulogne-Garcin, 2017）。とりわけ，日本の看護師の場合，看護師資格取得してからの年数と在宅ケアの仕事に就いている年数とは，フランスの看護師に比べて差が大きい。というのは，日本の看護師は，病院からキャリアを開始するが，育児期間の仕事の中断の期間を経て，在宅ケアのような他の仕事につく。それゆえ，彼女たちの在宅ケアへの動機は，「求心的」＝仕事への関心としての忠誠であり，また「遠心的」＝病院からの離脱でありうる。

　彼女たちの多数は，在宅ケアを選択したのは，「病院では実現が難しい患者とのコンタクト，コミュニケーション」への関心であり，また，「家族生活と両立できる労働時間」のためである。この二重の動機づけ

以外にも，次のように，多様な戦略が見出される。

　JFは，看護師資格を得て11年，1年半前に在宅ケアの仕事を始めた。彼女は，病院内だけでなく，病院外の研修に参加し，「自分のしごとを続ける」つもりである。在宅ケアという，より柔軟で，拘束的でない労働時間での仕事に就いて，病院の官僚制組織に戻ることは難しい。将来の離脱についてはといえば，それは，JGの場合である。彼女は，27年前に看護師資格を取得，7年前から在宅ケアの仕事に就いている。彼女は「勤務先を変える」つもりである。そのために，彼女は，自分が勤務する訪問看護ステーションが所属する病院に限ることなく，「病院内，病院外の研修に参加している」。

　JH，JIは，実践への愛着，すなわち「求心的」な（仕事の空間からの退出，遠心的関心とは反対に）仕事への関心としての忠誠から，現在の仕事を続けるつもりである。JHは，25年前に看護師資格を取得，7年前から在宅ケアの仕事に就いている。彼女は，病院外の研修で認定看護師（訪問看護師の分野）の資格を取得した。そして，「現在の仕事を続け」，在宅ケアのチームでのレファレンス・ナースになるつもりである。JIは，さらに年配の看護師であり（看護師資格取得後35年，在宅ケアは17年），同様の選択を表明する。すなわち，彼女は，在宅ケアの組織の管理職で，病院外の継続教育に参加しつつ，「チームの責任者」であろうと考えている。

　JJは，看護師資格取得後36年，在宅ケア12年であるが，彼女は，「勤務先を変える」ことを考えている。けれども，具体的な仕事については言及していない。彼女は，いまやチームの責任者であり，専門看護師（訪問看護の分野）の資格（高度実践看護師の資格）を取得している。

　改革については，JHは，2011年の東日本大震災以降，自分の仕事の場である東北地方における福島地域の「看護師人員の不足」をなげく。JIは，訪問看護による在宅ケアは，より発展することが必要であり，介護保険ではなく医療保険によって支払われるべきであると考えている。

　JIと同様に，JJは，在宅ケアの発展の必要を主張する。すなわち「在宅

の高齢者の自律性を確保するために，社会保障を拡充すべきである」と。

　継続教育は，キャリアの実現に有利であるだけでなく，また，有効な発言の機会でもある。継続教育は，意見と行動とを適合させることを可能にする。福島の地域で働いているJIの「発言」は，集合的なかかわりがある。すなわち，東日本大震災に関連するニード，とりわけ「高齢者のニード」は，市民的連帯から孤立されてはならず，彼女によれば，「多くの医師，看護師のアソシエーションによる研修」の機会において表明され，考慮されることができなければならない。

　JH，JI，JIは，患者だけでなく，患者の家族をふくめて，ひろい意味でのケアに言及している。伝統的な家族主義が，家族がケアの責任をもつことを強調してきたとすれば，ケアの家族主義を超えて，患者と家族を包摂するプロフェッショナルによる新たなケアの空間を示唆していると言えるだろうか（表3-9，10参照）。

表3-9　日本の看護師の在宅ケアの選択理由

看護師／在宅ケアの経験年数（SRNの年数）	在宅ケアの選択理由
JF/1.5（11）	在宅ターミナルケアに興味があった，夜勤のない勤務体制
JG/（7）17	以前から興味があった
JH/7（25）	病棟の看護とは違う部分に魅力を感じた，利用者や家族の笑顔を引き出すことができたとき
JI/17（35）	訪問看護をやってみたいと思っていた時に友人にさそわれた，病人がいてくずれかけた家族が元の関係を築き上げているとき
JJ/12（36）	在宅で働くことの魅力，ADLの改善，家族の笑顔

表3-10　日本の在宅ケアの看護師のキャリア

看護師／在宅ケアの経験年数（SRNの年数）	国家資格以外の資格／現在の継続教育	将来のキャリア	ケアの改革
JF/1.5（11）	－／病院内，病院外	現在の勤務先の継続	－
JG/（17）	－／病院内，病院外	勤務先を変える	現場を知ってほしい
JH/7（25）	認定看護師／病院外	現在の勤務先の継続	人員
JI/17（35）	－／病院外	現在の勤務先の継続	医療保障
JJ/12（36）	専門看護師／病院内，病院外	勤務先を変える	高齢者の自律した生活

社会的コンテクスト：
プロフェッションから家族への退出は，なお問われているか

　フランスの看護師が置かれている社会的コンテクストは，日本のそれと比較すれば，職業において移動の選択に適合的であり，その可能性に開かれている。家族生活と職業生活との両立は，フランスの場合，比較的容易に実現できる。であればこそ，さまざまな「発言」の形態が可能であるのだ。

　しかし，プロフェッショナルの発展の戦略は，専門化 spécialisation を基軸とする承認に依拠している。それゆえに，フランスの病院において，これまでの専門分化された病棟を統合し，新たに「ポール pôle」の組織の構築が多機能性を推進するとき，この多機能性は後退であり，専門分化した病棟に勤務してきた看護師の視座にたつなら，看護のプロフェッショナルの核心を損なうこととみなされるのではないか。

　他方，日本おいては，「ジェネラリスト」といわれる看護師の多機能性は，「ケア」と「キュア」との共生に不可欠であるとして要請されて

きたといえよう。けれども，多機能性の重視によって，プロフェッショナルの空間は，その仕事の実践とキャリアの見地からみれば，可能性の縮小につながる。すなわち，職業と家族との両立の困難によるキャリアの中断は，「スペシャリスト」といわれる看護師の専門化を困難にし，多くの看護師の活動を多機能性のレベルにとどめてきたのではないだろうか。さらに，多機能性は，看護師の在宅でのケアでの専門化の発展が遅れていることにもつながっているのではないだろうか。

　このような社会的コンテクストの差異にもかかわらず，調査における回答は，フランスと日本の看護師にとって，継続教育がひとつの可能な解決であることを示している。フランスにおいては，さまざまな分野の上級の資格を付与する継続教育が，大学，および大学病院で実施され，医師との協働を基軸に専門化への研修が確立されている。日本においては，継続教育は，ジェンダーの区別からの解放の契機として考えられる。日本の看護師の場合，職業活動を中断し，家族への退出をすることは，いまなお，問い返される必要があるのではないか。そうであれば，フランスとは異なり，日本においては，継続教育の主要な推進者は，専門看護師，認定看護師にみられるように，病院よりも，日本看護協会というプロフェッショナルのアソシエーションであるのは偶然ではない。

　将来において，高度実践看護師の発展は，以上の戦略に新たな正当性を与えるだろう。多様な実践が，同一の名称において，実現されることとなるだろう。すなわち，「コーディネーション」であれ，「チームのマネジメント」であれ，「ケアの経路のネットワーク」であれ，あるいは「ケース・マネージャー」であれ，パラメディカルの「専門化」であれ，それらの仕事は，国際的なレベルで発展しつつある。

　フランスにおいては，現在，形成されつつある高度実践看護は，とりわけ「コーディネーション」の必要，医師からの「業務の移譲」だけでなく医師との新たな「協働」の力動性と関連している。それは，広範囲の移動が可能であるとともに役割拡大が承認される，すなわち「退出」と「発言」との結合としての「プロフェッショナルの空間 espace professionel」*であるだろう。

　日本においては，このような高度実践看護の形成は，認定看護師，専門看護師にみられるように，これまで限定されていたプロフェッショナルの空間をいっそう拡張することになるだろう。それは，ジェンダーの制約を問う女性の解放の運動と一致する。すなわち，キャリアの中断という「離脱」を経てからも，積極的な「発言」が承認される機会となるのではないか。

　次の表3-11は，調査の分析の要点を示している。また，表3-12は，ここでの議論に必要な統計である。

表3-11　フランスと日本の看護師の比較

次元 ＼ コンテクスト	フランス	日本
退出，発言，忠誠	協働における発言	退出
関心	プロフェッションの発展	家族生活
プロフェッショナルの空間	継続教育	中断と継続教育
進展の道	レファレンス・ナース，高度実践看護師	認定看護師，専門看護師
未来	スペシャリスト	コーディネーション

---

* 「プロフェッショナルの空間」については，M. モーリスの産業組織の独仏比較を参照（Maurice, Marc, 1982）。

表3-12 病院，医師，看護師：フランスと日本の比較

指標＼コンテクスト	フランス 2018年	日本 2018年
看護師／医師 看護師／看護助手	3.5 1	4.7 4
人口1000に対する病床数	6.1	13.2
人口1000に対する退院数	187	124
病床あたり従業員数	3	1
人口1000に対する医師数 人口1000に対する看護師数	3.3 10.2	2.4 11.3
医師における女性比率	43.00%	20.00%

引用・参考文献

Arborio, A.-M.(1995). Quand le sale boulot fait le métier: les aides-soignantes dans le monde professionnalisé de l'hôpital, *Sciences Sociales et Santé*, 1995, 13(3).

Bajoit, G.(1988). «Exit, voice, loyalty and apathy. Les relations individuelles au mécontentement», Revue française de sociologie, 29(2).

Batifoulier , P. et al.(2016). *Dictionnaire des conventions*, Québec, Éditions Septentrion.

Fukui, T.(2018). "Greetings from JNA President", *JNA News Release*, mars 2018, Vol 24.

Hirschman, A. O.(1970). *Exit, Voice and Loyalty, Responses to Decline in Firms, Organization, and States*, Cambridge, Massachusetts, Harvard University Press, 1970. Pour la traduction française: Hirschman, A. O.(1972), *Défection et prise de parole*. 2éme ed. Fayard(1995). (collection L'espace du politique).

Kergoat, D. et al.(1992). *Les Infirmières et leur coordination, 1988-1989*, Paris, Éditions Lamarre.

Maurice, M., et al.(1982). *Politique d'éducation et organisation industrielle en France et en Allemagne, Essais d'analyse sociétale*, Paris, Presses Universitaires de France.

MHLW (2016). *la Commission MHLW sur «Work style reform» des professionnel de la santé, 2016*, Tokyo.

Mossé, P.(2018). *Une économie politique de l'hôpital, contre Procuste*, Paris, Éditions L'Harmattan. フィリップ・モッセ著，原山哲・山下りえ子訳.（2019年).地域の医

療はどう変わるか－日仏比較の視点から. 藤原書店.

Mossé P., Harayama, T. et Boulongne-Garcin, M.(2017). «Les infirmièrcs travaillant au domicile des patients: maîtriser l espace et le temps d'un exercice professionnel », *Recherche en soins infirmiers*, n 131, décembre 2017.

Mossé, P., Harayama, T. et Boulongne-Garcin, M.(2014). «Les espaces professionnels des infirmières en France et au Japon : éléments pour une lecture conventionnaliste», *Revue française des affaires sociales*, 2014, no.4, septembre-décembre, Paris, la Documentation française.

Mossé, P., Harayama, T. et al.(2011). *Hospital and the Nursing Profession: Lessons from Franco-Japanese Comparisons*, Paris, John Libbey.

Tronto, J. C.(2013). *Caring Democracy, Market, Equality, and Justice*, New York, London, New York University Press.

（原山哲，山下りえ子訳）

第4章

■高度実践看護とは？

・マリーズ・ブーロンニュ＝ガルサン　・コリーヌ・グルニエ
・フィリップ・モッセ　・原山　哲　・川崎つま子　・山下りえ子

　アネン（仮名）のことを私たちが知ったのは，2019年6月のこと，マルセイユの大学の構内であった。アネンは，フランスの中部地方の都市リヨンで，14年前に看護師の資格を取得してから，大学で人類学を学ぶこともあったが，それから，カナダのモントリオールの病院で働いた。彼女は自分の経験から，フランスの病院は，カナダの病院に比べて，医師を中心とする組織のハイアラキーに対する看護師の自律性autonomieがあると思っている。

　それは，カナダだけでなく，アメリカの病院もそうだろうと言う。彼女は，自分は「世界主義者 mondialiste」であると言う。けれども，自分の子供の教育のことがあったので，フランスに戻った。そして，父親がニースにいるので，ニースの病院に勤務することにしたのだ。

　看護師として自律性のある仕事をするには，高度実践看護師 infirmière en pratique avancée, advanced practice nurse をめざすことだ。いま勤務しているニースの病院には，彼女のほかに，さらに1名がマルセイユの大学の高度実践看護師の大学院修士課程に在学している。そこで彼女は，病院の看護部長の勧めで，腎臓移植の分野を選んだ。移植手術の外科医も彼女の高度実践の資格取得に賛成であった。

　医師との「協力のプロトコル protocole de coopération」の範囲で，彼女は，指示，処方箋prescriptionsを任されている。医師は，彼女に「あなたは2人分の看護師の仕事をしていますよ」と言う。医師との協働の関係が重要なのだ。

　ニースの病院では，とりわけ患者のケアの経過をみるのは楽ではない。彼女は，ニースで，すでに腎臓移植のコーディネーター coordinatrice 担

当の看護師である。患者，家族，医師，看護師ほかプロフェッショナルとのネットワークが重要になる。彼女にとって，とりわけ女性の医師とは信頼関係にあると言う。

そして，彼女にとって，コーディネーターとしての看護師 infirmière coordinatrice は「発明 invention」とも評価できようか，新たな考えだと言う。けれども，それは，どれだけ社会的に承認されているのだろうか。彼女の主張によると，彼女の給与は月1500ユーロだが，できれば1800ユーロか2000ユーロであればいい。

アネンには子供がいるが，日本の多くの大病院の看護師が，数年の勤務の後，結婚とともに退職するのとは違う。週労働時間が50時間を超える日本では，子育てと病院勤務とは両立するのは難しい。夜勤の大変さはフランスでも同じだが，フランスの病院看護師は週35時間ときめられ，残業はない。

高度実践看護師の現状とサンプリング

ところで，日本の場合はどうであろうか？　上級の看護師のための教育は，日本看護協会が中心となって行なっている。教育水準の対応をみれば，フランスのコーディネーターの看護師の多くが1年間の研修に依拠しているように，日本の「認定看護師 certified nurse」の研修に対応しているだろう。そして，フランスの高度実践看護師 infirmière en pratique avancée, advanced practice nurse は，日本の「専門看護師 certified nurse specialist」に対応し，大学院修士課程での履修を要する。他方，医師の業務の看護師への移譲，いわばキュアとケアとの統合という点からみると，日本の看護師は，さまざまな医療の分野で「特定行為 specified medical act」という医療行為の研修を受講した場合に，その該当する行為を行なうことができるとされている。日本看護協会は，認定看護師が特定行為研修を受講することを勧めているが，医師の業務の看護師への移譲は，フランスの高度実践看護師の役割においては，日本の場合よりも重要な位置づけを与えられている。

フランスにおいては，ケアの「高度実践 pratique avancée, advanced practice」を遂行する看護師の専門教育の一期生が，2019年秋に卒業した。その専門教育は，看護の実践のための2年間の大学院修士課程とされ，資格は国家資格とされている。それに日本で対応するのは，フランスと同様に看護の実践の大学院修士課程の専門教育を経て得られる「専門看護師 Certified Nurse Specialist」であり，国家資格ではなく日本看護協会が付与する資格とされている。同様に日本看護協会が実施している600時間の上級の研修がある。これは，日本看護協会が付与する「認定看護師 Certified Nurse」の資格であり，「専門看護師」に比べると資格取得者は多い。

　フランスでは，それまで，大学のイニシアティブで修士課程の看護教育が試みられてきたが，2018年の法令により，現在2020年では，400名ほどの看護師が，大学院修士課程1学年，2学年あわせて，高度実践看護師 Infirmière en pratique avancée の教育期間中である。そして，2019年から，まだ少数であるが教育機関を修了した看護師から実践に就くことになった。フランスの全看護師は60万人であり，将来においては，その3パーセントを高度実践看護師が占めるようにすることが政策目標であるという（フランス厚生省 Ministre des Solidarités et de la Santé）。日本の就業看護師の人数は120万人を越え，人口がフランスの倍ほどであることを考えれば，対人口比では同等であるが，高度実践看護師は，専門看護師，認定看護師あわせて全看護師の2パーセントほどである（日本看護協会統計資料室）。

　私たちの質問票による調査は，2019年，フランスと日本において，それぞれ30人程度の看護師を対象として実施することができた。質問票は，主として質的方法論による分析を目的としてフランス語版と日本語版が作成され，回答者である看護師には，主として自由記述による回答を依頼した。フランスの場合は，主としてパリ地域を中心として，マルセイユなど大都市で高度実践看護師をめざす大学院修士課程の看護師31名，日本の場合は，東京首都圏での大病院での調査で，認定看護師，

表4-1　サンプリング

フランス	日本
高度実践看護の教育（大学院修士課程）における学生 31（3）	認定看護師 28（1）　専門看護師 4（1），計 32

（　）：男性

専門看護師あわせて32名からの回答が得られた（**表4-1**）。

家族生活との両立と継続教育

　サンプリングでの性別は，フランス，日本，ともに女性が多数派を占める（**表4-2**）。フランスはフルタイム勤務で週35時間であり，病院内保育所もあるので，勤務は続けやすい。日本の病院看護師は，週の勤務時間が50時間を超えることが多く，結婚して子育てとなると，退職することが多い。それならば，日本の専門看護師，認定看護師は，家族生活との両立はいかがなのであろうか。

　フランスの場合，高度実践看護師をめざして継続教育中の看護師は，経験3年後以降であるが，経験20年未満が多数派を占め，育児休暇によるキャリアの中断はあるものの，2/3が既婚で子供を育てている。他方，日本の看護師は，経験20年以上が大半を占めるが，2/3以上が，未婚であり，子どもがいない（**表4-3～5**）。

　日本の場合，このように家族生活との両立が難しいのは，ほとんどの日本の看護師について言えることだ。週の勤務時間は，ほとんど40時間以上であり，半数が50時間を超える。パートタイム勤務は少なく，フルタイム勤務が基本であるからであろう。

　日本においては，1990年のバブル経済崩壊まで，経済の高度成長は，男性中心の「終身雇用 l'emploie à vie, life employment」を経て，今日，男女共同参画が徐々に実現しつつあるが，女性多数派の看護師の場合のこれからが問われるだろう。

　高度実践をめざすフランスの看護師の現在の職務は，医師と看護師と

表4-2 看護師資格取得後の年数

	20年未満	20年以上	計
フランス	22 (8)	9 (2)	31 (10)
日本	15 (5)	17 (14)	32 (19)

フランス（　）：エキスパート看護師（コーディネーター，クリニカル・ナース）
日本（　）：管理職（看護師長，副看護師長）

表4-3 現在の職務の年数

	5年未満	5年以上	無回答	計
フランス	11 (8)	16 (2)	4 (10)	31 (10)
日本	16 (8)	16 (11)	0	32 (19)

フランス（　）：エキスパート看護師（コーディネーター，クリニカル・ナース）
日本（　）：管理職（看護師長，副看護師長）

表4-4 キャリアの中断

	あり	なし	無回答	計
フランス	8 (5)	20	3	31
日本	12 (4)	18	2	32

（　）育児休業取得

表4-5 子どもの有無

	あり	なし	計
フランス	25	3	31
日本	7	25	32

の間の専門化されたコーディネーターの看護師 infirmière coordinatrice として，あるいは特定領域のクリニカル・ナース infirmière clinicienne として病院勤務している10名が留意される。いずれも，エキスパート・ナース infirmières experte として上級の職務の看護師である。たとえば，がん疼痛看護の大学医学部での研修資格 DU soins palliatifs en

cacerologie をもち，主として患者とのコンサルテーションに従事して
いる看護師である。彼女は，高度実践看護においても，同様の領域をめ
ざすだろう。このように，フランスの場合，すでにある多様な継続教育
にくわえて高度実践看護の教育があると言えるだろう（**表4-6, 7**）*。

表4-6　フランスの看護師の現在の職務

コーディネーター，クリニカル・ナース	ジェネラリストの看護師	その他，無回答	計
10	19	2	31

表4-7　フランスの看護師の現在の職務と継続教育

看護師	現在の職務	上級資格 /IPA 教育
SQ7	脳神経内科，病院	PCS
D6	脳神経内科，病院	－ / 腎臓疾患の領域
SQ10	コーディネーター，クリニック	－ /PCS
SQ12	コーディネーター	－ / 精神医療の領域
MA14	コーディネーター，病院	－ / 腎移植の領域
SQ17	がんの告知の看護師，病院	－ / がんの痛みの看護・大学資格 / 血液がんの領域
DI19	クリニカル・ナース，病院	痛みの看護・大学資格 / 血液がんの領域
SQ20	心理療法の看護師，病院	－ / 精神科看護の領域
SQ21	コーディネーター，病院	－ / 血液がんの領域
SQ23	脳神経内科，病院	－ /PCS

看護師のアルファベット文字は地域，数字は国家資格取得後年数
PCS：Pathologie Chroniques Stabilisées, 安定した慢性疾患の領域

---

*　看護師に付与している記号は，たとえばSQ10 の場合，アルファベットSQは地域，
　数字10は国家資格取得後 Infirmière Diplômée d'État（IDE）年数を示す。 SQ,
　DI: パリ地域；MA:マルセイユ都市圏。

他方，日本の専門看護師，認定看護師は，すでに関連する領域で経験を積み，また，関連する病棟の管理職に就いていたりする。あるいは，専門看護師，認定看護師の専門領域に近接した領域での管理職に就くことになる。とはいえ，後に論ずるように，専門看護師，認定看護師の資格をもとに管理職に就くことが，専門看護師，認定看護師の役割と管理職の役割との葛藤に直面することにはならないだろうか（表4-8，9）。

さらに，彼女たちの多数は，フランスの場合，現在の病院の勤務先を継続すると考えているが，継続教育に積極的に参加し，自らの専門職の空間を，病院を基軸とする連携（ネットワーク）との関連において考えることもできよう。このように組織への「忠誠」だけでなく「離脱」と

表4-8　日本の看護師の現在の職務

認定看護師＋ 専門看護師	ジェネラリストの 看護師	その他，無回答	計
28＊	4	0	32

＊19名が管理職

表4-9　日本の看護師の看護師の現在の職務と継続教育

看護師	現在の職務	IPA 上級資格
MH13bis	CN，病院	CN　皮膚・排泄ケア
MH15	管理職，病院	CN　慢性心不全看護
MH16	CNS，病院	CNS　がん看護
MH16ter	CN，病院	CN　糖尿病看護
TR16	CN　管理職	CN　緩和ケア
MH18bis	CN，病院	CN　がん化学療法看護
MH20	CN 管理職，病院	CN　手術看護
MH20bis	CN 管理職，病院	CN　集中ケア
MH24	CN　管理職，病院	CN　新生児集中ケア
MH27	管理職，病院	救急看護

看護師のアルファベット文字は地域，数字は国家資格取得後（SRN）年数

の妥協によってプロフェッショナルの空間を構築することが，日本において も考えられてよいのではないか（Hirschmann, A. O., 1970, Philippe Mossé, 2018)*。

フランスと日本におけるキュアとケア

　フランスの看護師から，高度実践看護師をめざす動機づけ（やりがい），また難しさについて，自由記述での回答を得た。彼女たち（彼ら）の多くは，大学での上級の研修を受け資格を取得している。そして，ケアのコーディネーターの役割を果たし，さらに，非公式ではあるが医師の指示を移譲されている者もいる。

　日本の看護師からは，認定看護師，専門看護師の職務の動機づけ，難しさについて，同様に自由記述での回答を得た。日本看護協会の600時間の研修で資格が得られる認定看護師は，人数が多く回答者も多い。専門看護師は，大学院修士課程での研修を必要とし，高度実践看護師の資格に対応するが，人数が多くはないので回答者の数も少ない。

　国際比較は，異なるコンテクスト間の比較になるので，「比較できないことを比較する compare the non-comparables」ということにもなるが，それだけに，より深められた考察，概念の発見にいたることも多いと言われている。

　ここでは，動機づけ，難しさについての回答は，次の四つのカテゴリーに分類することができた。すなわち，①患者とのかかわり，②知識，③看護師，医師などの他のプロフェッショナルとの協働，④組織，である（表4-10，11）。

---

*　看護師の記号，たとえば，MH16は，MHは地域で首都圏を示す。数字は看護師資格取得後 State Registered Nurse（SRN）年数を示す。地域でTRは東京を中心とするが，より広範な地域圏を示す。（下記の表参照）

表4-10　動機づけに関する日仏比較（複数回答可）

	患者とのかかわり	知識	協働	組織
フランス	10	11	13	14
日本	22	11	8	1

表4-11　難しさに関する日仏比較　（複数回答可）

	患者とのかかわり	知識	協働	組織
フランス	1	2	22	4
日本	3	3	14	2

1）フランスの看護師の場合－医師からの業務の移譲に対する自律性

①患者とのかかわり prise en charge du patient（PC）*と知識 savoir（SAV）

　フランスの看護師は，なぜ「高度実践」へと動機づけられるのかと問えば，「患者との，より綿密なかかわり」をしたいからだという（SQ10　国家資格取得10年，コーディネーター）*。言い換えれば，「患者の経過を，その疾患の長きにわたって，また心身の全体において，よりよく付き添う」ことをしたいからだ（SQ21　国家資格取得後21年）。そして，そのために不可欠な知識を学ぶ必要がある。すなわち「高度実践への動機は，患者にとってのケアの必要に応えるために，学び，自分の知識を向上させることである」（SQ20　国家資格取得後20年）。

　フランスの看護師の場合，患者とのかかわりをめぐって，その難しさに言及する回答は見出されない。それと関連して知識についても難しさに言及する回答は少ない。それならば，協働については，いかがであろうか。

＊　回答をカテゴリーに分類して，たとえば，PCは患者とかかわりを示す（下記の表を参照）。

②他のプロフェッショナルとの協働 collaboration（COL）と知識 savoir（SAV）

　さきに紹介したアネン（MA14　国家資格取得14年，コーディネーター）の場合は，高度実践看護師の資格なしに，すでに，医師との「協力のプロトコル protocole de coopération」といわれる手順書をとおして，彼女の判断で医師の「処方箋」，指示の更新をしている。他方，医師から処方の医療行為を移譲されることは，「高度実践看護修了後となる」とのことが一般的であろう。

　けれども，多くの他のプロフェッショナルとの協働について，次に占めるように，高度実践看護師の能力＝コンピタンシーが承認される難しさに言及している回答が多く見出される。知識は，患者とのかかわりにおいてとともに，協働の関係にも重要とみなされているが，後者における難しさが指摘されている。

　「医師，看護師の同僚との関係で，自分の場を見出し，私の能力の承認を得るのは難しいだろう」（SQ17，国家資格取得17年　がんの患者とのコンサルテーション，上級資格：疼痛看護の大学資格，がん看護の大学資格）

　そして，高度実践看護師の組織における地位，職務は，これからの「交渉される秩序」であると言える。

　「私のこれからの高度実践看護師の地位を同僚（看護師，医師）が受け入れないかもしれない」（SQ7国家資格取得7年）「高度実践看護師という新たな職務は承認されない」（SQ20，国家資格取得20年）

　重要な協働は，「協力のプロトコル」と呼ばれる手順書をとおして，医師から高度実践看護師への業務を移譲することである。

　「医師は，私たちを下位に位置づける。それは，医師の処方の更新というルーティン化された業務を看護師が実施するからだ。けれども，医師は看護師の実践を理解していない。この実践が，患者に利益をもたらすことになるのだ。看護師がおこなう患者との面接が長時間になるのは，患者の抱えている多様な問題を把握するためなのだから」（SQ23，

国家資格取得後23年）

　けれども，医師からの業務の移譲には，業務の代行 substitut だけでなく，看護師の相補性 complémentarité があることが，どれだけ承認されるのだろうか。

③組織 organisation（OR）

　医師の業務の移譲だけでなく，フランスの看護師の多くは，管理職ではない高度実践看護師の職務の導入によって，新たなケアの組織の形成の可能性に期待する。「この職務は，看護師にとって，マネジメントではなくケアの実践にとどまりながら，新たなキャリアの展望を切り開く」（SQ12, 国家資格取得後12年）

　そして，病院のみならず他の施設，たとえば高齢者の医療・社会施設とのネットワークの形成に，高度実践看護師のコーディネーションが寄与すると考える看護師の回答は興味深いと言える。彼女が高度実践看護師をめざす動機づけは，ケアのネットワークの形成にある。

　「高齢者の医療・社会施設において，高度実践看護師は，医師と看護師との橋渡しの役割を果たすことできるだろう」（BE5　国家資格取得後5年）

　（以上については，次の典型的事例の表4-12, 13参照）

表4-12　フランスの看護師の動機づけ

看護師	動機づけ
SQ7	知識，それによるキャリアの可能性　SAV　OR
D6	病院から離れ，街で自由開業　OR
SQ10	患者のケアのニーズに応える　PC
SQ12	キャリアの新たな展望
MA14	医師の指示の移譲　COL
SQ17	新たな知識とコンピタンシー　SAV
DI19	ボーダーラインの実践を正当化する　COL
SQ20	ケアのニーズに応える，自分の知識を向上させる　PC
SQ21	患者の状況の経過によりよく付き添う　PC
SQ23	患者のケアにとどまる（管理職にはできない），ケアのよりよい質　PC

看護師のアルファベット文字は地域，数字は国家資格取得後年数
PC：患者へのケア；SAV：知識；COL：協働；OR：組織

表4-13　フランスの看護師の難しさ

看護師	動機づけ
SQ7	医師，ジェネラリストの看護師の同僚から受け入れられること　COL
D6	同僚から承認されない，報酬が不十分　COL　OR
SQ10	研修期間における財政支援　OR
SQ12	同僚から承認されない，チームに統合されない　OR
MA14	―
SQ17	新たな知識とコンピタンシー　SAV
DI19	プロトコルの共同作成　COL
SQ20	医師，ジェネラリストの看護師に対して自分の場を見出すこと　COL
SQ21	同僚からの承認が得られない　COL
SQ23	医師か自分たちを「医師の代行」とみなすこと

看護師のアルファベット文字は地域，数字は国家資格取得後年数
PC：患者へのケア；SAV：知識；COL：協働；OR：組織

2) 日本の看護師の場合－プロフェッショナルの空間の制限

①患者とのかかわり（PC）

　フランスの看護師と同様に，日本の看護師にとっても，認定看護師，専門看護師の仕事への動機づけ＝やりがいは，患者とのかかわりが重要である。たとえば，皮膚・排泄ケアの認定看護師（国家資格後13年）は，「ストーマケア等で患者さんが頼りにしてくださる時」に，やりがいをか感じると言う。また，がん看護の専門看護師（国家資格後16年）は，次のように回答している。「がんと診断され悩みの渦中にある患者，家族とともに，どのように療養生活を構築するか模索するプロセスに立ちあえること」（MH16）。

　患者とのかかわりについては，動機づけ＝やりがいとともに，難しさについても言及されている。また看護師チームの力量が問われていると言う。副看護師長でもある新生児集中ケアの認定看護師（国家資格取得後24年）は，次のように回答している。やりがいを感じるのは「患者と家族が笑顔になるとき，スタッフの成長を感じたとき」であり，難しさを感じるのは「患者と家族が希望を実現できないときであり，スタッフが悩みからぬけられないのを助けられないとき」である（MH24）*。

②協働（COL）と知識（SAV）

　日本の認定看護師，専門看護師は，たとえば，「チームの看護師からのコンサルテーション＝相談を受けながら，知識やコンピタンシー＝能力を共有する」（MH15 国家資格取得後15年，認定看護師，慢性心不全看護）と言う。これは，フランスの看護師との相違であろうか，チームの集合的知識の形成が強調される。すなわち，動機づけ＝やりがいを感じるのは「自分の知識をスタッフに伝え，それを用いて看護の質があがったとわかるとき」であり，難しいと感じるのは「今の治療法に基づ

---

*　回答をカテゴリーに分類して，たとえば，PCは患者とかかわりを示す（下記の表を参照）。

いた看護の共有」である（MH18Bis　国家資格取得後18年，認定看護師，皮膚・排泄ケア）。このように，日本の看護師は，「スタッフ教育」による集合的知識の形成を強調する（MH20bis　国家資格取得後20年，認定看護師，集中ケア）。しかし，協働の関係を，常に楽とはかぎらないコミュニケーションにもかかわらず，協働の関係，ケアのネットワーク＝連携を重視していることに留意しておきたい（MH16ter，資格取得後16年，認定看護師，糖尿病看護）（MH27　認定看護師，救急看護，国家資格後27年）。

③組織（OR）

　組織についての回答は，日本の看護師の場合，動機づけというよりは，難しさに言及されている。日本の看護師は，医師と同様に，フランスでの医師の業務の移譲に対応する「特定行為」の問題については，簡単に結論が出せるようではない。組織レベルで規則ができてこそ，医師，看護師の交渉による協働が可能となるだろう（JU16　国家資格取得後16年，認定看護師，疼痛看護，管理職）（MH20　国家資格取得後20年，国家資格取得後20年，手術看護，管理職）。

　また，日本の看護師は，フランスの看護師との比較からみれば，医師の業務の移譲に対して，看護師の自律性に言及していない。彼女たちのプロフェッショナルの空間は医師と関係することなく，看護のチームの境界にとざされるのだろうか。

　他方，彼女たちは，認定看護師，専門看護師の専門領域における役割と，他方における管理職のマネッジメントの役割とのコンフリクトがあり，コンフリクトの解決は難しいと言及されている。たとえば，緩和ケア病棟での管理職は，難しさは「役職，認定看護師としての役割が発揮できていないとき」にある（MH22　国家資格取得後22年，認定看護師，緩和ケア，管理職）。

　しかし，今後の課題として，「診療連携」＝ケアのネットワークの形成の難しさに言及している回答は留意に値するのではないだろうか。が

ん看護の専門看護師は，次のように指摘する。直面している難しさは
「がん診療連携拠点病院のナースとしての知識，技術を備えるべく教育す
ること」であると（MH16　国家資格後16年，専門看護師，がん看護）。
　（以上については，下記の**表4-14，15**参照）

フランスと日本における不確実な空間への投企

　さらに，彼女たちの多数は，フランスの場合，現在の病院の勤務先を
継続すると考えているが，継続教育に積極的に参加し，自らの専門職の
空間を，病院を基軸とする連携（ネットワーク）との関連において考え
ることもできよう。このように組織への「忠誠」だけでなく「退出」と
の妥協によってプロフェッショナルの空間を構築することが，日本にお

表4-14　動機づけに関する日本の看護師の例

看護師	動機づけ
MH13bis	患者からケアへの信頼がえられる　PC
MH15	ジェネラリストの同僚看護師からのコンサルテーション　COL
MH16	家族とともに，患者の状態の経過にかかわる　PC
MH16ter	患者のQOLへのケアの結果　PC
TR16	患者，家族が穏やかにすごすことでできるようになったとき　PC
MH18bis	新たな知識の向上によりケアの質の提案をチームにおこなう　SAV COL
MH20	術後のケア　SAV　PC
MH20bis	同僚ジェネラリストの看護師の教育　SAV　PC
MH24	患者と家族が笑顔になるとき，スタッフ看護師の成長を感じるとき PC　SAV
MH27	ケアが患者のQOLを改善　PC

看護師のアルファベット文字は地域，数字は国家資格取得後年数
PC：患者へのケア；SAV：知識；COL：協働；OR：組織

表4-15　難しさに関する日本の看護師の例

看護師	難しさ
MH13bis	同僚プロフェッショナルとの協働　COL
MH15	2 つの役割，認定看護師と管理職との両立　OR
MH16	医療連携できる看護師の育成　SAV　COL
MH16ter	チームと医療連携によるケア　COL
TR16	患者，家族の苦痛，苦悩　COL
MH18bis	チームでの合意　COL
MH20	医師は，常に特定行為に賛成とはかぎらない　COL
MH20bis	－
MH24	患者と家族の希望を実現できない，看護師が助けられないとき　PC　SAV
MH27	チームとネットワークによるケア　COL

看護師のアルファベット文字は地域，数字は国家資格取得後年数
PC：患者へのケア；SAV：知識；COL：協働；OR：組織

表4-16　将来のキャリアに関する日本とフランスの看護師の比較

	勤務継続＋ネットワーク継続	変化＋無回答	計
フランス	21	10	31
日本	22	9 + 1	32

　いても考えられてよいのではないか*（**表4-16〜18**参照）。

　ケアのシステムの改革については，フランスの看護師と日本の看護師との間で，肯定的，否定的回答の差異がみられる。しかし，日本の場合，政策についての否定的評価というより，看護師からの「要望」であると理解できる。それは，アソシエーションについても同様である（**表4-19，20**）。

---

*　Cf. Hirschman, A.O., 1970, 1986; Mossé, P. 2016.

表4-17　フランスの看護師の将来のキャリア

看護師	将来のキャリア
SQ7	病院における同僚との多様な専門性　RES
DI6	病院から離れ，街で自由開業　CH
SQ10	患者と医療システムとの関係の実現　RES
SQ12	コンサルテーション，スタッフの教育　RES
MA14	複数のプロフェッショナルの医療施設（MSP）　CH
SQ17	前進開花　CH
DI19	以前のチームに戻り，支えられる　RES
SQ20	さまざまなレベルの協働　RES
SQ21	患者とチームとの関係　RES
SQ23	患者との関係の発展　RES

看護師のアルファベット文字は地域，数字は国家資格取得後年数
RES（réseau）：ネットワーク；CH（change）：勤務先変更

表4-18　将来のキャリアに関する日本の看護師の例

看護師	将来のキャリア
MH13bis	在宅看護　CH
MH15	現在の勤務継続　CO
MH16	次世代の発展のために現在の勤務継続　CO
MH16ter	別の病院　CH
TR16	現在の勤務継続　CO
MH18bis	現在の勤務継続　CO
MH20	現在の勤務継続　CO
MH20bis	現在の勤務継続　CO
MH24	現在の勤務継続　CO
MH27	現在の勤務継続　CO

看護師のアルファベット文字は地域，数字は国家資格取得後年数
CO（continue）：現在の勤務継続；CH（change）：勤務先変更

表4-19　ケアシステムの改革についてのフランスと日本の看護師の評価

	肯定的評価	否定的評価	その他＋無回答	計
フランス	23	5	3	31
日本	2	22	8	32

表4-20　アソシエーションについてのフランスと日本の看護師の評価

	肯定的評価	否定的評価	その他＋無回答	計
フランス	13	8	10	31
日本	1	14	17	32

　ケアのシステムの最近の進展について，フランスの看護師は，概して肯定的な意見である（**表4-19**）。高度実践看護師は「都市と病院との仲介」となり（SQ21　国家資格取得後21年），承認を得るだろう（SQ23　国家資格取得後23年）。彼女たちは，労働組合を「有益である」とみなし（SQ6　国家資格取得後6年），また高度実践看護師のアソシエーション（UNIPA, Union Nationale des Infirmières（iers）de Pratique Avancée）を「活動的」であると考えている（SQ10　国家資格取得後10年）。

　高度実践看護師は医療システムの効果性，効率性に貢献するというフランスにおける議論をめぐって，アンケートの回答は，いかがであろうか。最近の看護の進展についての問いに対して，次のような肯定的な回答を見出す。

　「医療システムは最適状態にあるわけではない。ケアのチームは（公的部門であれ民間部門であれ）疲弊している。けれども，人々の医療の必要は増大するばかりだ。そうであれば，高度実践看護師という新たな職務は，この変化の連携に寄与できるだろう」（SQ7　国家資格取得後7年）

　他方，日本の看護師の回答は，フランスの看護師のそれと対照的で，否定的な意見が多い（**表4-19**）。彼女たちは，労働時間など「労働条

件」の現状に批判的である（MH13　国家資格取得後13年）。そして，「医療連携」のネットワークは発展していないと判断している（MH13bis　国家資格取得後13年，認定看護師，皮膚排泄ケア）（MH30，国家資格取得後30年，救急看護）。さらに，病院組織の効率性を問題にする回答がみられる（MH18ter　国家資格取得後18年，認定看護師，慢性心不全看護）。彼女たちは，アソシエーションは看護師の人員の増加への多方面にわたる働きかけを，積極的にすべきであると言う（MH14　国家資格取得後14年，認定看護師，皮膚・排泄ケア）。日本の看護師のこのような回答は，ケアのプロフェッショナルの空間に対する制約条件への批判であろうか（表4-21，22参照）。

表4-21　フランスの看護師のケアシステムの改革に関する意見

看護師	ケアシステムの改革
SQ7	－
DI6	看護は，これまで，真に改革に動員されたことはない　N
SQ10	給与における低い評価　N
SQ12	－
MA14	給与の向上　P
SQ17	－
DI19	承認と発言のための第一歩　P
SQ20	－
SQ21	病棟の支柱　P
SQ23	－

看護師のアルファベット文字は地域，数字は国家資格取得後年数
P：肯定的評価，N：否定的評価

表4-22　日本の看護師のケアシステムの改革に関する意見

看護師	ケアシステムの改革
MH13bis	地域医療連携の必要，特定行為など資格乱立　N
MH15	心不全ケアへの診療報酬　N
MH16	－
MH16ter	政策について周知させる　N
TR16	在宅での老々介護に限界，小中の施設必要　特定行為以外で実践力　N
MH18bis	医療者を増やすようにしてほしい　N
MH20	報酬加算と人手不足解消，特定行為制度をどうするか　N
MH20bis	－
MH24	働きやすい環境を整えてほしい　N
MH27	人員確保　N

看護師のアルファベット文字は地域，数字は国家資格取得後年数
P：肯定的評価，N：否定的評価

プロフェッショナルの空間

　フランスの看護師は，病院内だけでなく，たとえば高齢者の医療社会施設 Établissement d' Hebergement pour les Personnes Âgées Dépendantes（EHPAD）など病院外との連携＝ネットワークの組織化を構築することに積極的であるように思う。それに対して，日本の看護師は，病院内を中心に多職種連携を構築しているのではないだろうか。これから，彼女たちは，病院外の診療連携を積極的に構築することに貢献できるのだろうか。

　フランスの看護師にとって，高度実践看護師の職務は，これまでの病院組織の境界から「離脱 Exit」し，「発言 Voice」する機会である（組織についての離脱，発言，忠誠については，次を参照：Hirschman, 1970）。日本の看護師にとっては，認定看護師，専門看護師の職務は，病院組織における多職種間のネットワークに寄与するだろう。それは，

「忠誠 Loyality」,「離脱」,「発言」の間の妥協であろうか。

けれども, 私たちは, フランスと日本の比較をとおして, 両者の収斂を見出す。それは, 多様な形態であれ, プロフェッショナルの連携＝ネットワークの構築であろう。このような既存の境界を超える組織をとおして, 診療行為がもたらすキュアの帰結というミクロ経済の効率性でもなく, また国民社会総体での医療の帰結というマクロ経済でもなく, 地域での多職種連携での看護の質, すなわち「メゾ経済 meso-economy」のレベルでの効率性をめざす戦略が可能になるのではないか（表4-23, 4-24参照）。

日本の看護師は, 専門看護師, 認定看護師の場合においても, 家族生活との両立の難しさに直面していることにおいても同様である。けれども, 専門看護師, 認定看護師の資格をとおして, 積極的にキャリアを形成することにおいては自由であると言えよう。

表4-23　フランス高度実践のプロフェッショナルの空間

次元	戦略
家族生活	プロフェッショナルの活動と両立
新たな組織への退出（EXIT）	高度実践看護師
病院組織への忠誠（LOYALITY）	医師からの業務の移譲
自律性と発言（VOICE）	医師・看護師の協働
効率性	ネットワーク CPTS

表4-24　日本の高度実践のプロフェッショナルの空間

次元	戦略
家族生活	プロフェッショナルの活動と非両立
新たな組織への離脱（EXIT）	認定看護師, 専門看護師
病院組織への忠誠（LOYALITY）	管理職
自律性と発言（VOICE）	チームにおける看護師の教育と協働
効率性	地域医療連携

　彼女たちの多数は，自分たちの専門領域だけでなく，管理職の職務に就いている。このような2つの役割を引き受けることは，フランスにおいてはみられない。日本の場合，専門領域の役割と管理職の役割との両立の難しさが指摘されている。

　医師の業務の看護師への移譲については，日本においては，看護師の特定行為が，課題とさされている。フランスにおいては，日本における認定看護師に対応する資格は，コーディネーター infirmière coordinatrice，クリニカル・ナース infirmière cliniqueであろうか。フランスでの高度実践看護師 infirmière de pratique avancée（IPA）は，大学院修士課程の継続教育の要件からみれば，日本での専門看護師に対応する。これまでに確立されている主要分野は，がん，高齢者慢性疾患，ケアの経路，腎・高血圧疾患である。フランスでは，第一回生の資格取得者が実践に就くことになるが，実践においてキュアとケアの再統合が交渉される秩序として形成される。この交渉される秩序においては，看護師の「声 Voice」（Cf., ibid.）が不可欠となる。

参考文献

Acker, F.(2004), « Les infirmières en crise ? », *Mouvements*, 2(32).

Arborio, A.-M.(1995), «Quand le sale boulot fait le métier: les aides-soignantes dans le monde professionnalisé de l'hôpital», *Sciences Sociales et Santé*, 13(3).

Bajoit, G.(1988). "Exit, voice, loyalty... and apathy. Les réactions individuelles au mécontentement», *Revue française de sociologie*, 29(2).

Bautzer, É. R.(2012). *Entre Cure et Care, les enjeux de la professionnalisation infirmière*, , Rueil-Malmaison, Lamarre.

Boltanski, L., et Thévenot, L.(1991). *De la justification. Les Economies de la grandeur*, Paris, P.U.F

Cartron, E. et Liendle, M.(2017). «L'universitarisation de la formation infirmière en France: un élan pour les recherches en sciences infirmières?», *Recherche en soins infirmiers*, , 130(3).

Clarke A. E.(2005). *Situational Analysis, Grounded Theory After the Postmodern Turn*, Thousand Oaks, Sage.

Fukui. T.(2018). "Greetings from JNA President", *JNA News Release*, 2018 mars, 24, p.2.

Guilligan, C(1986). «Exit-Voice Dilemmas in Adolescent Development», in *Development, Democracy and the Art of Trespassing : Essays in Honor of Albert O. Hirschman*, edited by Foxley et al., 1986, Notre Dame, Ind.: University of Notre Dame Press,

Hirschman, A. O.(1986). *Rival Views of Market Society and Other Recent Essays*, New York, Viking.

Hirschman, A. O.(1970). *Exit, Voice and Loyalty, Responses to Decline in Firms, Organization, and States*, Cambridge, Massachusetts, Harvard University Press. Pour la traduction française: Hirschman, A.(1972)Défection et prise de parole. 2éme ed. Fayard, 1995 (collection L'espace du politique).

Hughes E.C.(1951). "Work and Self", in Roher, J.H. & Muzafer, S.(eds), *SocialPsychology at the Crossroads*, New York, Harper & Row.

Kergoat, D. et al.(1992). *Les Infirmières et leur coordination, 1988-1989*, Rueil-Malmaison,, Lamarre.

Maurice, M., François Sellier, F. and Silvestre, J.-J.(1986). *The Social Foundations of Industrial Power – A Comparison of France and Germany*. Cambridge, MIT Press.

MHLW (2016). *la Commission MHLW sur «Work style reform » des professionnel de la santé, Tokyo, 2016*.

Mossé, P., Harayama, T. et Boulongne-Garcin, M.(2014). «Les espaces professionnels des infirmières en France et au Japon: éléments pour une lecture conventionnaliste», *Revue française des affaires sociales*, 2014(4), septembre-décembre.

Mossé, P.(2016). «De l'efficience des Pratiques Infirmière Avancées; comme vecteur de transition», *Revue Hospitalière de France*, 2016, Paris.

Mossé, P., Harayama, T.et Boulongne-Garcin, M.(2017). «Les infirmières travaillant au domicile des patients: maîtriser l'espace et le temps d'un exercice professionnel », *Recherche en soins infirmiers*, 131, décembre 2017.

Mossé, P.(2018). *Une économie politique de l'hôpital, contre Procuste*, , Paris, l'Harmattan.

Mossé, P. et Harayama, T.(2021). «La pratique infirmière avancée au Japon: les voies de l'émancipation», Revue de la Pratique avancée, Vol.II-no.2-avril-mai-juin, Courbevoie, Edimark, 2021

Naylor M. et Kurtzman E.(2010). "The Role of Nurse Practitioners In Reinventing Primary Care", *HEALTH AFFAIRS*, 29(5).

Pinell, P.(2005). «Champ médical et processus de spécialisation», *Actes de la recherche en sciences sociales*, 2005.

Staples, E., Ray, S. L. et Hannon, R.(2017). *Perspectives canadiennes de la pratique infirmière avancée*, Tronto/Vancouver, Canadian Scholar Press.

Tronto J. C.(2013). *Caring Democracy, Market, Equality, and Justice*, New York, New York University Press.

（原山哲，山下りえ子訳）

第5章

■ケアのメゾ経済社会

■フィリップ・モッセ

　フランスの医療システムの改革の試みは，20世紀末以降において，他の多くの先進国と共通する前提に依拠している言える。実際，フランスにおいても日本においても，共通の課題に取り組むことが必要と考えられている。

　医療プロフェッションのなかで，看護は，今日，最も重要な位置にある。看護師は，他のプロフェッショナル，とりわけ医師に代行して技術的ケアを引き受けるだけでなく，技術的なケアに対する相補性としての重要な役割を果たしつつあるからである。このようなニーズは，また，地域によって多様化してきているだろう。フランスと日本との比較をとおして，議論されつつある「高度実践看護」を中心に，いわゆるキュアとケアとの統合の社会の主題を基軸に，看護の新たなコンピタンシーについて考えてみたい。

　ここでは，第3章，第4章で提示した私たちの調査の結果の考察を踏まえつつ，まず1節で，これらのフランスと日本との共通の課題について，看護師のプロフェッションの発展との関連から論及しよう。

　実際，今日の高齢社会において，医療プロフェッションのなかで，看護は最も重要な位置にある。とりわけ，広く「ケアをすること」が，技術的なケアとの相補的関係，さらに代替的関係において，ますます必要とされてきているからである。

　続いて2節では，今日の課題への応答の一例を示すことにしよう。それは，「高度実践」看護 pratique avancée infirmière, advanced practice nursingという新たな役割をめぐってである。フランスでは，大学院修士課程修了の高度実践看護師は，ようやく始まったばかりである。日本では，日本看護協会の研修を修了した専門看護師，認定看護師が該当する。

　そして，3節では，ケアの「高度実践」の資格が，ケアのプロフェッショナルの空間において有効な場を見出すとすれば，どのような条件おいてであるかについて指摘したい。

1 評価の文化の生成

フランスと日本の医療システム

　医療システムが直面している課題は，医療プロフェッションの進展にかかわっていると考えられる。ここでは，次の3つの課題を指摘したい。それらは，相互に関連しあっていて，社会全体が取り組まざるをえない，容易とは言えない課題である。

　第一の課題は，フランスと日本は高齢社会であり，とりわけ日本は出生率の低下が，他の先進国に比較して著しいということである。高齢化は，就業者と非就業者との比率の不均衡という問題となる。実際，フランスと日本のように，ビスマルク方式の社会保障の国においては，社会保護は，歴史的に，勤労者の保険料の拠出に依拠している。ところが，社会保護の受給者は増えても，現役の勤労者の数は減少していく。この問題を回避するために，医療保険をみてみると，それは，ビバリッジのモデルに向かうことになる*。ビスマルク方式からビバリッジ方式への転換は，一方では，財源は勤労者の拠出に替えて税金とし，他方では，社会保護のガバナンスは，労使による合意主義に替えて，国家および，その機構へと移行する。

　第二の課題は，良質のケアに公平にアクセスできるようにすることで

---

*　社会保護のモデルは，2つに分けて論ずることが一般的であり，ビスマルク・モデル，およびビバッジ・モデルである。フランスと日本の社会保護制度はビスマルク・モデルであり，被雇用者の保険料を財源とし，職業組織（共済組合など）によって管理されている。ビバリッジ・モデルは，英国の社会保護制度であるが，税を財源とし，管理は国家と行政である。

ある。この課題は，ケアの供給によって達成できるとしても，ケアの増加を帰結し，それゆえ，そのための費用が増加することになる。供給の地域間での配分という問題*は，供給が過剰をさけて，ほぼ充足されることが必要だが，ビスマルクの社会保護における医師の実践の原則である自由の思想と衝突するだろう。

　この自由の思想こそが，医師に，診療の実践の場，診療の組織の形態について，高度な自律性を与えている。この自律性は，診療報酬にもかかわっている。フランスにおいては，医療行為の料金は，医師の専門領域によってだけでなく，さらに，社会保険の料金に，それ以外の自由診療の料金を加えるか，によっても異なる**。また，フランス国内のどこにおいても診療の実践に従事する自由が保証されている。

　他方，日本では，同一の医療行為の料金は同一であるが，やはり伝統的なクリニックの自由開業モデルが重視され，医師の診療の実践の場の選択は自由であり，また，専門性についても，専門医のための研修が保証され，医師の選択は原則として自由である。

　他方，フランスにおいても，日本においても，これまで，その社会のコンベンションは，予防よりは治療＝キュアを優先してきたが，今日，予防のための健康教育，医薬品を使用しない代替医療，さらに環境変動の健康への帰結が考えられつつある。

　それゆえ，第三の課題は，医療費を，受け入れられる可能な範囲に抑制することである。フランスの財政赤字は，国内総生産（GDP）のほぼ100パーセントであるが，日本の財政赤字は250パーセントに近い。利子の上昇における借財の負担は，もはや耐えられないという事態になるリスクは現実的ではある。しかし，医療部門においては，一律に医療の消費を削減するというわけにはいかない。それゆえ，さまざまな施策

---

* 医療の供給の地域間での配分は，日本に比べると，フランスは課題が大きい。パリ地域，マルセイユを中心とする南フランスでは，大病院が集中しているが，フランスの北部，西部は，医療過疎 désert médical の地域が多い。

** フランスの診療所の医師は，社会保険の料金のみの医師，自由診療の料金を加える医師を，セクターI，セクターIIとして区別される。

の効率性を探求しつつ，資源の使用の合理化をすることが正当化されることとなる。

マクロ経済社会の視点からの施策：
ケアの質，アクセスの公平性，費用の抑制

　それゆえ，以上の3つの課題をめぐって，公共政策においては，それらの中心は効率性の探求となるだろう。しかし，効率性が重視されるからといって，医療プロフェッショナル，さらに市民の議論が閉ざされるわけではない。むしろ，議論が，ここから始まるのだ。実際，評価，そして効率性の概念は，多義的であるが，避けて通ることはできない。基準を定義し，具体的に，効果，成果，そして動員される資源について評価することは，技術的であるとともに民主的なことであるべきなのだ。医療システムについていえば，議論の合意は，少しずつだが先に述べた3つの課題に集約されつつある。すなわち，良質のケアに公平にアクセスできるようにしつつ，資源の利用を合理化するのである。行政のさまざまな機構が，このような効率性 efficience を評価するために試みられてきたと言える。

　けれども，フランスにおいても，日本においても，このような評価の組織化と手順は，それ自体が手段ではなく目標とされてしまうことがあり，それゆえ，官僚制の欠陥への批判を避けられなかったと言える。けれども，それらの試みは，医療経済における評価についての認識をひろめることに寄与したのだ。今日，医療の評価の必要性についての認識は，医療システムにかかわるプロフェッショナル当事者たちから共有されることができるだろう。なぜなら，医療システムにおける効率性の追求は，医療システムに与えられる資源を急激に制限しようとする施策への誘惑に屈することではないのだから。

　しかし，実際，医療費は増加し続けているし，国内総生産（GDP）によって示される国民の富の増加を，しばしば超える。2010年から2019年において，フランスでは，国内総生産の9.7%から11.2%へと増

加し，日本では，9.5%から10.9％へと増加している。さらに，両国とも，疾病保険による償還率は，ほぼ75%であり，先進国において，比較的高いということに留意しておきたい。

　それゆえ，このような資源のとどまることのない増加のなかで，医療の質，そして公平性を確保するため，マクロ経済の視点からの施策が導入されてきたことに留意しておきたい。それは，フランスでは，貧困者の医療費支払い（普遍的医療給付 la Couverture Medicale Universelle〔CMU〕）の施策であり，また，高齢社会の医療が重視すべき，長期にわたるがん，糖尿病，心疾患などの特定慢性重症疾患 Affections Longue Durée（ALD）の患者の医療費支払いを保証する施策である。このような施策には，日本においては，高額療養費への所得に応じた補助が対応するだろう。

効率性のミクロ経済の視点

　マクロ経済の視点からの施策は，プロフェッショナルのコンピタンシー＝能力の向上と，ますます効果的な技術の使用を促進することとあいまっている。それは，ケアの供給の産業化と言える。すなわち，ケアは，標準化されるが，先端の専門家によって作成された疾患別の「診療ガイドライン」に一致することが要請されるようになるのだ。それは，同時に，エビデンス・ベースド・メディスン evidence based medicine（EBM，根拠に基づく医療）を基準とする評価の「文化 culture d'évaluation」であると言える。

　このような評価の「文化」は，効率性についての「ミクロ経済」の概念，すなわち，患者の視点からもプロフェッショナルの視点からも個々の確認できる医療行為にかかわる効率性の概念に基づいている。この評価の「文化」は，医師の自由開業の場合，医療行為ごとの支払いであるから強調されよう。日本では，医療行為の「料金表 fee schedule」をめぐって効率性が論ぜられる。フランスでは，自由開業の専門医への謝礼の追加が一般的である。

　病院では，このような医療行為の個別化は，フランスにおいては，診断分類に依拠した「活動による料金化 Tarification à l'Activité（T2A）」の導入である。日本においては，フランスと同様の方式であるが，アメリカの診断群別包括支払い方式 Diagnosis Related Groups/Prospective Payment System（DRG/PPS）をもとに，2003年に導入された診断群分類に基づく1日当たり定額報酬算定方式DPC/PDP（Diagnosis Procedure Combination/Per-Diem Payment System）である。

　しかし，このようなミクロ経済のレベルでの医療技術の進展＝医療の産業化*が進むとしても，フランスにおいても，また日本においても，探求すべきことは，医師・看護師・患者の関係によってこそ，妥当な評価の「文化」，すなわち効率性の妥当な概念を形成する方向ではないだろうか（Mossé, Harayama et Boulongne-Garcin, 2014）。

2 ジェンダーの境界からの解放

看護師のキャリアと実践の多様性

　医療プロフェッションのなかで，看護は，今日，最も重要な位置にある。看護師は，他のプロフェッショナル，とりわけ医師に代行して技術的ケアを引き受けるだけでなく，技術的なケアに対する相補性としての重要な役割を果たしつつあるからである。そして，このような必要＝ニーズは，また，地域によって多様化してきているだろう。フランスと日本との比較をとおして，議論されつつある「高度実践看護」を中心

---

*　川島みどりは，現代の医療における「高度化する医療技術とともに，政策誘導ともいえる効率性に価値をおく医療風土の形成」に対して問題提起をしている（川島みどり：看護を語ることの意味，看護の科学社，2007年，第三章二）。そして，看護師が患者の「生命を回復し，QOLを高めることによって，どれぐらい費用効果があるか，貢献するのか」を考える必要があると指摘している（川島みどり：看護の危機と未来，2009年，ライフ・サポート社，第7章，自然治癒力を向上させる看護ケアの価値）（訳注）。

に，いわゆるキュアとケアとの統合の主題を基軸に，看護の新たなコンピタンシーについて考えてみたい。それは，新たな看護の可能性，プロフェッショナルの新たな発展であるだろう。看護が女性多数であるというジェンダーの境界があるとしたら，この境界からの解放への第一歩となるだろうか。

フランスにおいては，看護のプロフェッションの社会的承認の要求は，継続教育の問題，そして役割における自律性 autonomie の実現に焦点が置かれてきた。日本においては，さらに，彼女たちの労働市場との関係が加わっている。フランスの看護師がキャリアを継続するのが比較的容易であるのに対して，日本の看護師の3/4が，出産，育児とのともに仕事を中断しているのである*。これは，ジェンダーの境界から，看護が解放される必要のあることを意味していると言えないだろうか。

この日本の看護師の状況は，アルバート・ハーシュマンの理論を想起させる。彼は，行為主体は，満足できない場合，3つの戦略から選択すると考えた。すなわち，発言 Voice，忠誠 Loyality，離脱 Exit である（Hirschman, 1992）。フランスの看護師たちは，満足できないと判断した状況において，発言 Voice を選択する。たとえば，病院では，上級の専門化された教育＝スペシャリスト（クリニカル・ナース）の養成を複数の病棟の集団のプロジェクトとして要求するのである。他方，日本の看護師は，労働市場から暫定的にせよ最終的にせよ離脱 Exit することが多かったが，認定看護師 Certified Nurse，専門看護 Certified Nurse Specialist のキャリアの選択も開かれている。そして，スペシャリストへのキャリアは，発言の選択を容易にするだろう**。

フランスにおいては，継続教育は，たとえば，皮膚・褥瘡ケアの領域での研修が大学病院（CHU）によって実施されており，上級の資格が

---

* 労働時間が，フランスの看護師は週35時間であるのに対し，日本の病院看護師が週50時間以上であることは，仕事の継続を困難にする大きな要因である。
** 私たちが実施した調査では，生涯のキャリアにおいて，看護師の国家資格取得後の継続教育はひとつの重要な選択である（Mossé, P., Harayama, T. et Boulongne-Garcin, 2017）。

得られる。日本では，認定看護師，専門看護師のための研修が，スペシャリストへのキャリア形成において重要と考えられている。日本看護協会の会長・福井トシ子が，次のように看護の実践の多様性について言及していることは興味深い。

> "*Given the trend of policy measures in Japan, the power of nursing is needed not only in hospitals but in all sorts of settings … we envision nurses will use their skills in caring individual patients back to health and rehabilitating them back into the community, which can be described as the origin of nursing*"（Fukui, 2018）.

キュアとケアの統合─役割拡大，ネットワーク

高度実践看護師 Infirmière de Pratique Avancée, Advanced Practice Nurse（IPA）は，このようなキャリア形成の多様性，実践の多様性におけるひとつの可能性として考えられよう。フランスにおいては，高度実践看護師は，その継続教育がはじまったばかりであるが，「ケアのコーディネーション」の必要性，「医師からの業務の移譲」による看護師の役割実践の多様性＝役割拡大に対応する。日本では，高度実践看護師の養成は，専門看護師，認定看護師ともに，20年をこえる累積がある。それは，それまで制約されてきたプロフェッショナルの空間の拡大であり，女性の社会参画の社会運動＝フェミニズムとも接点があると言えよう。

フランスでは，高度実践看護師の2つの形態の活動がある。ひとつは，「業務の移譲・代行 délégation de taches-substitution」によるものであり，これまで主に医師が実施してきた業務を看護師に移譲するのである。ベルラン報告では，その五つの試みが報告されていて，次のような結論に達している。「高度実践という新たな職務について，医師，看護師などの関連するプロフェッションとともに確認し，ここで示した五つの試みの結果に依拠しながら，これからの継続教育を直ちに構想し，報告書の提示するケアのシステムの組織を構築することが急務である」

(Berland et Bourguil, 2006)。

　2016年1月の「医療システムの現代化に関する法」のデクレ（政令）119条は，「明日のプロフェッショナルの職務を準備するための革新」と題し，「医療補助者＝パラメディカル」が行う「高度実践」は「業務の移譲・代行」に限定されないとしているが，やはり強調されているのは，この「移譲・代行」であると思われる。

　けれども，高度実践看護師の活動の2つめは，「業務の移譲・相補性 délégation des taches-complémentarité」であり，これまでは，実施されてはこなかったし，そのためのコンピタンシー＝能力の養成も想定されてはいなかった。当然のことだが，看護師のプロフェッショナルの組織からは，他の医療プロフェッショナルの組織もそうだが，この2つめの活動の必要性が主張されてきた。それは，キュアとケアとの統合と言えるだろう。このようにして，高度実践の方向は，長期的展望においてだが，新たな能力＝コンピタンシーの規定と，その獲得へとむかうことになる。

　そこで，医学の専門分化と並行する看護の専門分化が構想されるが，他方では，「ケアの経路 parcours des soins」，「ケアの継続性 suivi des soins」が強調されるようになる。この表現は，医学の専門分化を超えて，より統合され整合的なケアのシステムを示している。であればこそ，行政であれケアの実践者であれ，高度実践看護師が形成されつつある過渡的な段階おいては，コーディネートを専門にする「ケース・マネージャー case manager」の形成を主張するのだ*。

　高度実践は，このようなコンピタンシー＝能力をそなえたプロフェッショナルを提示することができるだろう。しかし，慢性疾患のケアのように，長い期間，そして複数の専門領域の複合的空間において患者に付き添う。すなわち，一方では，ケース・マネージャーの目標は，ケアの

---

*　近年，フランスの病院では，「コーディネーター coordinatrice」の看護師が多く生まれている。必ずしも上級の資格を要しないが，大学での健康教育の研修を受けて上級の資格を得た看護師という場合が多い。

異なる領域間の境界を超えることを推進することであるが，他方では，ケース・マネージャーの役割とは，患者個人へのかかわりの重視という考えに依拠することになるだろう。それゆえ，経験をとおして，ケアの空間，時間における領域間の境界を確認し，患者に付き添うことの効率性を妨げる要因を問題にしなければならないだろう。

メゾ経済の効率性

　それゆえ，効率性の問題は，医療行為への支払いのレベルでのミクロ経済 micro-économie での効率性から，メゾ経済 méso-économie での効率性の議論となる。すなわち，効率性は，中間レベルでの組織（ケアのネットワーク，地域での病院のグループ，地域医療）において評価され，改善されるのである。

　フランスにおいては，地域のケアは，長くから，その歴史において「ケアのネットワーク」として形成されてきたのであり，最近では「医療プロフェッショナルの地域共同体 Communautés Professionnelles Territoriales de Santé（CPTS）」として，多様なプロジェクトの試みが生まれつつある。プロジェクトは，原則として，第一線の現場でのケアのプロフェッショナル自身のイニシアティブによっているが，医療地域圏機構 Agence Régionale de Santé（ARS）の協力をとおして，地域レベルでのケアの連携の組織化がめざされている。

　日本においても，ますます，医療政策が地域レベルで具体化されている。この政策は，地域医療に人々がかかわることを推進することをめざしている。「さまざまな生活課題を抱えながらも住み慣れた地域で自分らしい生き方を全うするため，地域で支援を必要としているすべての方の暮らしを支えられるよう地域包括ケアを深化させていく必要がある」「地方創生の観点も踏まえ，地域ごとの特徴をいかしつつ，支えて・受け手に分かれていた社会から，すべての人が暮らしと生きがいをともに創りともに高めあう地域社会を構築し，時代の変化に対応した新たな福祉のあり方を提示していく」（厚生労働省，平成28年度厚生労働白書・

概要）。

　「地域社会 teeitoires, communautés」を，どのように考えるにせよ，医療にかかわる人々は，ますます地域のレベルでの医療のニーズを明らかにすることにならざるをえない。病院は，内部にとざされた「病院中心主義 hospitalo-centrisme」ではなく，ケアのネットワーク「地域医療連携」の基軸となるだろう。高度実践看護師は，このような医療の問題への対応に貢献するだろう。それが可能となるための社会的条件とはなにか，考察することが重要となる。

3 高度実践看護師の発展の条件

　日本では，就業看護師の数は1,200,000ほどである。教育やコンピタンシーで高度実践看護師とみなすことのできる看護師は次の2つのグループである。第一は，大学院修士課程卒業の資格を必要とする専門看護師 Certified Nurse Specialist（CNS）で，就業者数1,500ほどである。第二は，600時間程度（10か月）の継続教育による資格を必要とする認定看護師 Certified Nurse で，就業者数16,000である。管理者の大学院修士課程の資格による認定看護管理者 Certified Nurse Administrator の就業者数は4,000ほどである。

　他方，今日のフランスでは，就業している看護師の数は550,000ほどである。看護師の国家資格を取得してからの継続教育は多様であるが，上級大学院修士課程での継続教育を要する「高度実践看護師」と名のることができるのは，まだ200名にならない。しかし，2023年に5,000名に増加することをめざしている。

　看護のプロフェッションにおいて上級のディプロマの取得が競合し，それによって看護が分節化することはないのだろうか。このような心配どころか，高度実践がひとつの専門化された狭い世界に閉ざされるのではなく，ケアのチームが開かれた妥当な実践にかかわるべく連携するた

めの条件をつくりだすことになるだろう。それによって，さきに指摘した「メゾ経済」での効率性をめざすことなるだろう。そうであれば，高度実践看護師の未来は明るい。そのための条件は，次の3つに要約できるだろう。

　第一の条件は，高度実践看護師が，コンピタンシーの向上によって，これまでの看護の役割において，いっそう充実した帰結をもたらすことである。今日の医療システムは，人口の高齢化にともない，複合的病理の慢性化，医療経済の合理化に直面しているが，このような課題に医師だけで対応することは困難である。

　そこで，医療システムを財政の面から合理化するということになるかもしれない。けれども，これまで経済学者（Arrow, 1963; Sellier, 1970）や社会学者（Starr, 1982）の議論してきたところでは，バランスのとれた規制とは，ケアのシステムにおける市場原理の導入といった不公正と非効率性の試みに断固として対抗することなのだ。制度改革の最近の歴史をみるならば，このような対抗の政策によってこそ，医療プロフェッショナル，国家，財政が，一体となって合理化をめざし，一般の利益をめざすならば，開かれたケアの組織を基盤に，メゾ経済を基軸とする効率性を実現できるだろう。

　第二の条件は，高度実践看護師以外の他のパラメディカルのプロフェッショナルにかかわる。それは，たとえばエード aide ＝看護助手であるが（Arborio, 2012），これからは，e-医療の発展とともに，依存状態の高齢者の居住施設（EHPAD）*での看護助手の役割拡大をはじめ，多様なプロフェッショナルが生成し，競合しあうかもしれない（Simon, 2015）。かつてE.フリードソンが指摘したように，プロフェッショナルの領域の境界を定めることは，しばしば楽なことではない（Friedson, 1973）。これまでフランスで議論されたことであるが，たとえば，薬剤師がワクチンの接種をするのは問題がないのか。また，病院

---

*　日本での老人健康保健施設に対応する。EHPAD: Établissement d'Hébergement des Personnes Àgées Dépendantes.

のエード＝看護助手は，訪問看護師のように自由開業できるのか。

そして，高度実践看護師がひきだす変化は，多様なプロフェッショナルの競合を，いっそうカオスとするのだろうか。あるいは，効率性への変化は，高度実践看護師はむろん，さらに多様な領域のプロフェッショナルを含めた規制＝調整を要請するのだろうか。

高度実践看護師が効率性の実現へと志向する第三の条件は，高度実践が医療経済の評価とされることである。効率性の測定は，医療経済分析をとおして，2つの目標を達成する。一方では，この手順は，この評価される高度実践の効率性を数量化する。他方では，効率性の基準をめぐって，ケアの技術と人間関係の両面からの議論が必要だろう。

けれども，あらゆる高度実践が効率的ということにはならない。従来の指標（患者の満足，健康状態の改善など）によれば，あらゆる高度実践が効率的というわけではない。フランスでの5つの実験の結果報告（Berland et Bourgueil, 2006），また他の国際比較研究（Vanhook, 2007）によれば，医師の「代行」としての高度実践は，「相補性」としての高度実践よりも効率的であるということだ。相補性としての高度実践が，従来の医療に加われば，成果はこれまでどおりであるのに，費用は増加するというわけだ（Vanhook, 2007）。相補性として考えられるのは，看護師の患者との関係におけるケア，そして看護師の医師とのいっそう綿密な協働であるが，それらは，結果としての患者の生活の質に，少なくとも短期的には，影響を与えないだろうからである。

しかし，他方では，アメリカでの研究によると，高度実践は，概して効率であるとされている。「高度実践看護師により医師との協力によって提供されるケアは，医師だけが提供するケアよりすぐれている……入院の日数と費用を削減できるのだ」（Newhouse et al., 2011）。

ケアの効率性についての，これまでの議論では，費用－効用のアプローチも，また年齢調整の生活の質 Quality Adjusted Life Years（QALY）の基準も使用されていない。パラメディカルの実践においては，多数の事例の比較よりも，個別性に焦点がおかれているのであろうか。

　高度実践看護の効率性は，費用－効用の関係から評価，測定する必要があるだろう。しかし，ここでは，高度実践看護の効率性の測定は，医療システムにおける分業のありかた，すなわち，プロフェッショナルの空間の境界を変える力となるだろうと言っておきたい。

　限られた空間において，効率性をめざし高度実践を実現すること，それは，高度実践を起点として，プロフェッショナルのトラジェクトリー＝キャリアを多様化し，またプロフェッションそれ自体を多様化することになるだろう。それゆえ，現在の状況の可能性に依拠し，さまざまな実践を試みることが重要であろう。組織は，新たな協働を必要としている。それによって，コンピタンシーが発展するのだから。

参考文献

Arborio, A.-M.(2012). *Personnel invisible. Les aides-soignantes à l'hôpital,* , Éd. Économica, coll. «sociologiques».

Arrow, K.(1963). Uncertainty and the welfare economics of medical care, *American Economic Review*, 53(5).

Berland, Y.(2003). *Coopérations des professions de santé : le transfert de tâches et de compétences, Rapport d'étape*, 58 p.

Berland, Y. et Bourgueil,Y.(2006). *Cinq expérimentations de coopérations et de délégation de tâches entre professions de santé*, Paris, ONDPS.

Freidson, E.(1970). *Profession of Medicine, A Study of the Sociology of Applied Knowledge*, Chicago and London, The University of Chicago Oress.

Japanese Nursing Association, JNA （2020）.

https://www.nurse.or.jp/jna/english/nursing/education.html

Fukui, F.(2018). Greetings from JNA President. *JNA News Release*, mars 2018, Vol 24.

Hirschman, A. O.(1970). *Exit, Voice, and Loyality*, Cambridge, Harvard University Pr. *Défection et prise de parole*. 1995, Paris, Fayard.

Kergoat, D. et al. , *Les Infirmières et leur coordination*. 1988-1989, 1992, Paris, Éditions Lamarre.

Longchamp, P., Toffel, K., Bühlmann et Tawfik, A., «L'espace professionel infirmier: une analyse à partir du cas de la Suisse romande», Revue Française de Sociologie, June 2018.

MHLW （2016）. *Annual Health, Labour and Welfare Report, 2016 Edition*

(*Summary*), Tokyo.（厚生労働省『平成28年版厚生労働白書・概要』2016年，17頁）

Mossé, P., Harayama, T. et Boulongne-Garçin, M.(2014). «Les espaces professionnels des infirmières en France et au Japon: éléments pour une lecture conventionnaliste». *Revue française des affaires sociales*, 2014, N 4, pp.137-155.

Mossé, P.(2016). «De l'efficience des Pratiques Infirmières Avancées», *Revue Hospitalière de France*, N° 569, 2016 Mars-Avril.

Mossé,P., Harayama, T. et Boulongne=Garcin（2017). «Les infirmières travaillant au domicile des patients; maîtriser l'espace et le temps d'un exercice professionnel», *Revue de Recherche en Soins Infirmiers*, 2017.

Mossé, P. et Grenier, C.(2020). «Santé: l'ajustement sans fin des ressources et des besoins», in *Journal Libération*, le 2 avril 2020.

Newhouse, R.(2011). Advanced practice nurse outcomes 1990-2008: a systematic review, *Nursing Economic*, 29(5).

P. Starr, P.,(1982). *The Social Transformation of American Medicine*, New York, Basic Books, 584 p.

Sellier, F.(1970). *La dynamique des besoins sociaux*, Paris, Éds. Ouvrières.

Simon P.(2015).,*Télémédecine-Enjeux et pratiques*, Birignais, Le Coudrier.

Tremblay, L.(2015). Intervention, *Actes du Colloque Infirmiers de pratique avancée*, juin 2015, Paris.

Vanhook, P.(2007). «Cost-Utility Analysis: A Method of Quantifying the Value of Registered Nurses», *The Online Journal of Issues in Nursing*. 2007, 12(3).

（原山哲訳）

結論にかえて
フランスと日本におけるケアの境界

原山　哲

　私が，本書の共著者のひとりであるマリーズ・ブーロンニュ＝ガルサンと初めて会ったのは，1985年春，パリ公立病院においてであった。彼女は，年齢がまだ30歳代の後半くらいにみえたが，すでに看護部長の職務にあった。私は，そのころ，彼女よりは若干若く，東京の看護大学で社会学の教員をしていた。

　東京の大病院の看護部長は，50歳前後の経験を積み重ねてきた人が多かった。フランスでは，病院の看護部長のために，管理職のための大学院修士課程に相当する継続教育が，すでに実施されていたのである。

　けれども，私には不思議に思えることがあった。ブーロンニュ＝ガルサンは，2人の子供がいて，子育てと看護部長の職務とを両立させていた。子育てに多忙なころの彼女は，どうして，職業上の仕事との両立ができるのだろうか，と，私には不思議だったのである。

　その理由は，すぐに解けた。病院の中庭に保育所があって，0歳児から受け入れていたのをみかけたのである。病院に勤務する看護師の母親は，保育所に子供あずけて，昼休みに子供に会うこともできるだろう。日本にくらべると，勤務時間は短かったのである。その後，フランスの看護師の勤務時間は，さらに短くなり，今では，週35時間，残業はまったくない。日本では，残業を含めると週50時間近いだろう。

　日本の看護師が，数年間の病院勤務ののち，子供を育てるようになって退職，プロフェッショナルの空間から，いったんは退出するのは，女性の育児への義務があるからだ，ということ，日本の女性の伝統的な家族主義の社会的義務について，フランスとは違っていることを認識し

た。けれども，フランスも20世紀初めまでさかのぼれば，日本と変わらなかったのだ。その後のフランスの歴史は，本書のはじめに，において，山下りえ子が言及したように，ケアの「脱家族化」（Esping=Andersen, G., 2009）と言えるだろう。

　それから，フランスとの研究交流をしたが，1987年秋のこと，フランスの東部・ストラスブールで，病院組織を研究していたフランスの社会学の研究者と会い研究の話をする機会があった。フランソワ・ストゥットラー*である。彼は，私と会うといきなり，「日本の病院には，付き添い tsukisoi がいるのか」と訊いてきた。日本では，入院の場合，患者の家族が「付添婦」と呼ばれていた介助者をつけなければならず，彼女たちが主として食事の介助，身体の清拭を行なっていたのであり，それは，フランスでは想像もできないことだったのだろう。日本の病院では，介助者は，家族自身が介助をするか，別に紹介所をとおして介助者に依頼し，料金を支払っていたのである。このようなケアの「家族主義」は，それまで，日本においては，「自然なこと」であったろう。この制度が廃止になるのは1996年のことであった。それまで，このような介助者は，医療組織の議論において，あまり関心をもたれることはなかったのではないか。言い換えれば，それは「みえざる人員 un personel invisible」**であった。

　看護師の日本とフランスの比較調査において，留意しなければならないことは，国際比較における異なる「社会的コンテクスト context sociétal」***間の比較である。日本の在宅ケアの看護師の場合，付き添いが廃止になっていても，いまもなお，家族は，あたかも「付き添い」で

---

* 　フランソワ・ストゥットラー Françoise Steudler は，アラン・トゥレーヌ Alain Touraine とともに，フランス労働社会学に貢献したひとりである。病院組織の研究では，Steudler, F., 1974　参照。

** 「みえざる人員」とは，A.-M.アルボリオ Anne-Marie Arborio の用語である。Arborio, A.-M., 2001 参照。

*** マルク・モーリスらによれば，「社会的コンテクスト」とは多様な制度の統合であり，それらの統合から社会組織の相違が生成される（Maurice, M. et al., 1982）。

あるかのように，そしてそれは「自然」のことのようにみなされている
のではないか。それゆえ，日本の看護師における「みえざる人員」とし
ての家族からの離脱，すなわち付添婦の「脱家族化」は，フランスとの
比較において，ケアする側，ケアされる側，いずれに対しても問うこと
は容易ではないかもしれない。私たちのフランスと日本との比較調査に
よれば，日本においては，次のようなケアの「脱家族化」が指摘できよ
う。

　　－在宅ケアの看護師，高度実践看護師において，キャリアの形成から
　　　みれば，職業的活動から家族への離脱，すなわち女性に課せられた
　　　家族主義であるだろう。伝統的な家族主義の境界の世界から「脱家
　　　族化」が，フランスが先行していると言えようか。

　　－在宅ケアの看護師，高度実践看護師が，患者とともに，患者の家族
　　　との関係に言及するとき，家族に「付添い」を必ずしも期待する家
　　　族主義からではなく，家族のケアとプロフェッショナルのケアとの
　　　「境界 frontières, boundaries」を超える新たな関係の形成であるだ
　　　ろう。

　このように，ケアをめぐる家族主義の「境界」を超えることが，まず
再考される必要があるだろう。そのうえで，さらに，ケアは，さまざま
なプロフェッショナル間の「境界」＊を超えることが課題とされるだろ
う。すなわち，それらの境界は，とりわけジェンダーに関連する境界で
ある。本書の第3章，第4章での調査結果の考察が示すように，フラン
スと日本の高度実践看護師が，地域を基盤にした医療のネットワーク，
「地域医療連携」における基軸としての役割を果たすことが考えられ
る。フランスの看護師は，高度実践看護師の研修を完了しておらず，特
定行為の研修資格を有している場合が多く，またコーディネーターの職
務に就いている者が多い。日本の看護師は，認定看護師，専門看護師と

＊　ここで，「境界」とは，家族主義の境界である。Esping-Andersen, G., 2009 参照。
　　また，本書におけるC．グルニエの序論とともに，次を参照。Tronto, J. C., 1993.

いった上級の資格において，地域医療連携の基軸としての役割を果たそうとしてきた。このような試みの発展は，これまでの医療組織におけるさまざまな境界を相対化し，新たな連携の組織が期待できるだろう。そして，医師から看護師への移譲としての特定行為，包括的指示は，医師と看護師との役割の境界をフレキシブルとするだけでなく，相互の「交渉される秩序 negotiated order」＊としてのキュアとケアの再統合を実現するだろう。

参考文献

Esping=Andersen, G.(2009). *The Incomplete Revolution, Adapting to Women's Roles*, , Cambridge, Polity.大沢真理監訳.（2011）.平等と効率の福祉革命－新しい女性の役割.岩波書店.

Arborio, A.-M.(2001). *Un personnel invisible, Les aides-soignantes à l'hôpital*, Paris, Anthropo.

Maurice, M., Sellier, F., et Silvestre, J.-J.(1982). *Politique d »éducation, et d'organisation industrielle en France et en Allemagne, Essais d'analyse sociétale*, Paris, Presses Universitaire de France.

Steudler, F.(1974). *L'hôpital en observation,* Paris, Armand Colin.

Strauss, A.(1985). *Social Organization of Medical Work*, Chicago and London, The University Chicago Press.

Tronto, J.C.(1993). *Moral Boundary, A political Argument for an Ethic of Care*, , New York, Routledge.

―(2013), *Caring Democracy, Market, Equality, and Justice*, , New York and London, New York University Press.

＊　Strauss, A. ,1985 参照。
　本書の1章，2章で論じたように，新型コロナウイルス感染症における「医療崩壊」が医療の資源とニーズとの調整の問題であれば，それに対して，地域を基盤とする医療のネットワークは，有効であるだろう。

あとがき

山下りえ子

　「はじめに」で述べたように，本書の全体の基軸は第4章であり，主として2018年度〜2021年度の科学研究費研究費助成（課題番号：18K02042）による調査研究である。

　これまで，本書での研究に先行し，その前提となった研究は，主としてフランス労働経済社会学研究所（LEST）との研究交流であり，その成果は次の研究成果公開助成によって刊行されている。

　—Mossé, P., Harayama, T., Boulongne-Garcin, et al. Hospitals and the Nursing Professions: Lessons from Franco-Japanese Comparisons, 2011, Paris, John Libbey. 国際交流基金助成　代表者：原山哲。

　本書が提示する国際比較研究は，C. グルニエが論じているように，「ケアの空間」への「研究介入」（本書の序論参照）と言えるだろう。すなわち，高度実践看護によるケアのコーディネーションの考察をめぐって，フランスと日本での研究をとおして，国際交流に寄与することになるだろう。日本語版の本書に先行して，次の英語版＝電子書籍が刊行されていることを記しておきたい。

　—Mossé, P. (editor.); Boulongne-Garcin, M., Grenier, C., Mossé, P., Harayama, Kawasaki, T., Yamashita, R. (contributors), *Professional Space of Care, Emergence of Advanced Nursing Practice in France and Japan*, 2021, Tokyo, Trans Pacific Press, e-Book.

　本書，日本語版の刊行は，東芝国際交流財団の助成（2021年度ケアの日仏フォーラムプロジェクト）により，英語版の刊行は，調査研究とともに日本学術振興会・科学研究費助成（課題番号：18K02042）による。

事項索引

人名索引

ケアのプロフェッショナルの空間<ruby>空間<rt>くうかん</rt></ruby>　フランスと日本<ruby>日本<rt>にほん</rt></ruby>

2021年12月20日　第1版　第1刷©

編者　山下りえ子

発行者　濱崎浩一

発行所　株式会社看護の科学新社

　　　　〒161-0034　東京都新宿区上落合2-17-4

　　　　電話03-6908-9005　ファクシミリ03-6908-9010

カバー・本文デザイン，DTP/スタジオ・コア

印刷・製本/スキルプリネット